Joyetta Gordon
Nadira Pardo

# Desinstitucionalização dos lares de adultos

Joyetta Gordon
Nadira Pardo

# Desinstitucionalização dos lares de adultos

## Um estudo teórico dos riscos e benefícios

ScienciaScripts

**Imprint**



Cover image: www.ingimage.com

This book is a translation from the original published under ISBN 978-3-639-76508-3.

Publisher:
Sciencia Scripts
is a trademark of
Dodo Books Indian Ocean Ltd. and OmniScriptum S.R.L publishing group

120 High Road, East Finchley, London, N2 9ED, United Kingdom
Str. Armeneasca 28/1, office 1, Chisinau MD-2012, Republic of Moldova, Europe
Managing Directors: Ieva Konstantinova, Victoria Ursu
info@omniscriptum.com

Printed at: see last page
**ISBN: 978-620-8-40627-1**

# AGRADECIMENTOS

Há uma série de pessoas a quem tenho de agradecer todo o apoio que me deram quando embarquei nesta viagem. Como vivo o momento e lhes exprimo frequentemente a minha sincera gratidão, elas estão plenamente conscientes do amor e do apreço que lhes tenho. No entanto, gostaria de aproveitar esta oportunidade para reconhecer os corajosos beneficiários dos serviços de saúde mental que fizeram a escolha de se redescobrirem a si próprios e ao seu potencial na comunidade, depois de terem sido retirados e colocados em ambientes restritivos onde a sua independência lhes foi retirada. Após anos de desamparo aprendido, ganharam coragem e motivação para se reintegrarem na sociedade, trabalharem em objectivos esquecidos e recuperarem a sua auto-advocacia. A gratidão e o apreço são também devidos aos profissionais de saúde mental e médicos que trabalham incansavelmente para garantir que esta população dispõe de todos os serviços e apoio de que necessita para ser bem sucedida na recuperação da sua independência.

# ÍNDICE DE CONTEÚDOS

# CAPÍTULO 1

## SÍNTESE DO ESTUDO

Os indivíduos diagnosticados com uma doença mental grave debatem-se frequentemente com factores de stress psicossocial, para além de terem de gerir a sua saúde mental. Os factores de stress psicológico ou social estão ligados à apresentação nas urgências hospitalares de pessoas com uma doença mental (Rotenberg, Tuck, & McKenzie, 2017). Uma área pertinente de preocupação é a residência. Encontrar um lugar acessível para viver com um rendimento limitado pode ser problemático. Muitas pessoas diagnosticadas com uma doença mental grave são incapazes de adquirir e manter um emprego remunerado devido à sua doença. Os indivíduos que vivem com doenças mentais graves, ao tentarem reintegrar a força de trabalho, muitas vezes só estão qualificados para empregos de baixa remuneração, no mercado de trabalho secundário (Pratt, Gill, Barrett, & Roberts, 2014; Waynor, Gill, & Gao, 2016).

A maioria das pessoas com doenças mentais nos Estados Unidos recebe do governo o Rendimento da Segurança Social (SSI), que normalmente não é suficiente para pagar a renda e apoiar as actividades da vida diária. Em 2017, foi gasto um total de 4,632 milhões de dólares em rendimentos da SSI por mês (Social Security Administration, 2017). O montante médio das prestações mensais da Segurança Social para os indivíduos com idades compreendidas entre os 18 e os 64 anos que vivem com uma doença mental é de 564,62 dólares, enquanto para os indivíduos com 65 anos ou mais é de 438,77 dólares (SSA, 2017). Embora cada estado conceda uma prestação mensal suplementar, esta é, no máximo, de apenas algumas centenas de dólares, o que faz com que uma pessoa disponha de menos de mil dólares por mês para fazer face às suas necessidades. Por exemplo, o montante suplementar no Estado de Nova Iorque para uma pessoa solteira que resida na comunidade é de 87 dólares e, devido ao custo de vida, o montante federal do SSI é de 735 dólares, em vez da média de 564,62 dólares e 438,77 dólares (Office of Temporary and Disability Assistance [OTDA], 2017).

Como o nível federal de pobreza de 2017 para todos os estados, exceto o Alasca e o Havai, é de 12 060 dólares (Wissman, 2017), as pessoas que recebem SSI estão abaixo do nível nacional de pobreza.

A falta de fundos adequados para as pessoas com doença mental coloca-as em risco de instabilidade psiquiátrica e habitacional contínua. Se uma pessoa com deficiência psiquiátrica tiver um rendimento limitado, existe um risco acrescido de instabilidade residencial (Heisler, Wagner, & Piette, 2005). Se uma pessoa com uma doença mental gastar a maior parte do seu rendimento na renda, pode não conseguir pagar as actividades da vida quotidiana, como a compra de medicamentos psiquiátricos e médicos prescritos, o transporte para os prestadores de cuidados de saúde ou uma alimentação adequada. A falta de cumprimento da medicação, de consultas de rotina com profissionais de saúde e de uma dieta equilibrada pode levar a uma descompensação psiquiátrica que resulta em sintomas agudos de doença mental. Por outro lado, se a pessoa optar por gastar o dinheiro para cuidar das suas actividades da vida diária, em vez de pagar o alojamento e a alimentação, corre o risco de ficar sem casa. Não há nenhum lugar nos Estados Unidos onde um indivíduo com doença mental grave, que esteja a receber o Rendimento Complementar de Segurança, possa pagar uma habitação (Martone, 2014). Consequentemente, devem ser exploradas outras opções de alojamento para garantir a estabilidade residencial e facilitar a estabilidade psiquiátrica e psicossocial.

Muitos doentes mentais residem com membros da família que lhes prestam uma série de apoios. Este sistema de apoio é importante para o seu bem-estar geral, uma vez que os membros da família assumem frequentemente a responsabilidade de cuidar dos seus familiares com doença mental, fornecendo-lhes apoio residencial, financeiro e emocional, bem como procurando os tratamentos necessários (Pickett-Schenk, 2003). O apoio financeiro inclui o fornecimento de transporte para as consultas psiquiátricas e médicas, dinheiro para a alimentação, medicamentos e artigos pessoais, como artigos de higiene, bem como para a socialização com os amigos. Existe uma ligação entre o estatuto socioeconómico, que inclui a segurança financeira, e os resultados relacionados com a saúde (Woolf et al., 2015). O apoio emocional inclui a prestação de um ouvido atento em alturas de turbulência emocional. Também implica proporcionar um ambiente calmo e tranquilizador quando alguém sofre de psicose, como paranoia, delírios ou alucinações. Clark, Hanstock e Clark (2017) concordam que muitos indivíduos com dificuldades de ansiedade apresentam perturbações de ansiedade concomitantes. O apoio emocional pode ser benéfico para a estabilidade mental de uma pessoa. Uma família pode dar apoio social a parentes com doença mental que residam com eles, defendendo os apoios governamentais necessários, como cobertura médica gratuita ou de baixo custo, incluindo-os em reuniões sociais e passeios, e incentivando-os a participar em funções sociais na comunidade. As pessoas com perturbações psiquiátricas precisam de comungar num ambiente confortável e seguro, criar laços com os outros e tornar-se mais sociáveis (Lawson, 2016). Os serviços de saúde precisam de envolver toda a família, o que inclui a organização de informações adequadas à idade das crianças e a facilitação de encontros com outras pessoas com experiências semelhantes (Krumm, Becker, & Wiegand-Grefe, 2013).

Algumas pessoas diagnosticadas com uma doença mental que não conseguem viver sozinhas devido a dificuldades financeiras e que não têm apoio familiar para habitação, residem frequentemente em habitações de apoio. Os modelos de habitação de apoio surgiram após a desinstitucionalização dos doentes mentais dos centros psiquiátricos estatais na década de 1960, com o objetivo de proporcionar um tratamento de saúde mental contínuo na comunidade (Salem et al., 2015). As habitações de apoio são geridas por organizações de saúde mental sem fins lucrativos e financiadas pelo governo federal e pelo Estado (Supportive Housing Network of New York [SHNNY], 2018). Funcionam num continuum que vai desde as casas de grupo supervisionadas por pessoal 24 horas por dia até aos indivíduos que vivem no seu próprio apartamento na comunidade, visitados mensalmente por gestores de casos residenciais. Os contextos mais supervisionados são designados por cuidados congregados e incluem pessoal de saúde mental treinado que supervisiona os clientes 24 horas por dia, fornecendo dinheiro e gestão de medicação num contexto de casa de grupo com uma única unidade.

Na maioria das residências, os conselheiros que ajudam os residentes a cuidar das actividades da vida diária têm o ensino secundário e pelo menos dois anos de experiência na área da saúde mental. Os gestores de casos têm normalmente um diploma de bacharel numa área de serviço social e dois anos de experiência. Os gestores de caso ajudam os residentes a identificar objectivos de vida, tais como aspirações educativas e vocacionais, e ajudam-nos a trabalhar nesses objectivos. Nestas residências, são fornecidas refeições, os clientes são ensinados a cuidar das suas necessidades básicas, como a higiene, e recebem formação sobre viagens para utilizar os transportes públicos, enquanto são preparados para o nível seguinte de alojamento. Quando os clientes dominam as competências para passar para um ambiente menos restritivo, têm a oportunidade de residir num programa de tratamento em apartamento. Trata-se de um programa que proporciona aos adultos um apartamento na comunidade e visitas de pessoal, conforme necessário, para resolver problemas comportamentais ou ambientais, bem como prestar serviços residenciais para melhorar ou manter a sua capacidade de permanecer na comunidade (Office of Mental Health [OMH], 2018).

Num programa de tratamento em apartamento, dois ou três utentes partilham um apartamento na comunidade e são visitados por pessoal de saúde mental treinado, três a quatro vezes por semana, para os lembrar de que devem manter as consultas psiquiátricas e médicas, assegurar o cumprimento da medicação, observar as competências orçamentais e incentivar a socialização na comunidade. Quando os clientes atingem com sucesso os seus objectivos de auto-cuidado neste contexto e demonstram a capacidade de cuidar de si próprios sem visitas regulares do pessoal, passam para a habitação independente, que é designada por habitação apoiada. As diretrizes do Office of Mental Health (OMH) para a habitação apoiada (2017) indicam que, neste nível de habitação, o indivíduo tem o seu próprio apartamento, deve dominar as competências orçamentais pagando as contas e dispor de 30% do seu rendimento para a renda. Em geral, são mentalmente estáveis e acompanham de forma independente as consultas psiquiátricas e médicas. A estabilidade psiquiátrica é geralmente mantida através de um tratamento contínuo de saúde mental efectuado por prestadores de serviços psiquiátricos e psicossociais. Estes

os residentes podem envolver-se em trabalho a tempo parcial, oportunidades de voluntariado e esforços de socialização à medida que se reintegram plenamente na sociedade (OMH, 2017). As vagas de habitação de apoio são limitadas e os operadores de habitação têm a oportunidade de selecionar os melhores candidatos.

As pessoas que vivem com uma doença mental e que não têm acesso a alojamento privado, familiar ou de apoio são normalmente transferidas dos hospitais psiquiátricos estatais para lares de adultos. No Estado de Nova Iorque, um lar de adultos é definido como uma instalação de cuidados para adultos licenciada e regulamentada pelo Departamento de Saúde do Estado de Nova Iorque e oferece cuidados residenciais de apoio a longo prazo para cinco ou mais idosos e adultos não idosos com deficiência (New York State Office for the Aging [NYSOFA], 2017). As estadias em lares de adultos destinam-se a ser centros de repouso temporários até que seja encontrado um alojamento mais permanente para esta população.

No entanto, a partir da década de 1970, os centros psiquiátricos estatais iniciaram a desinstitucionalização de pessoas com doença mental com a implementação de novos medicamentos psicotrópicos. Os medicamentos psicotrópicos trouxeram a esperança de uma reintegração efectiva na comunidade das pessoas com doença mental grave que saíam dos hospitais psiquiátricos (Levy, Celen-Demirtas, Surguladze, & Sweeney, 2014). Enquanto alguns indivíduos voltaram a ser alojados na comunidade com membros da família ou em residências de cuidados congregados financiadas pelo Estado, outros foram temporariamente colocados em lares para adultos com planos de transição para uma habitação adequada. Anos mais tarde, estes residentes continuam a permanecer neste contexto, onde não recebem serviços de saúde mental adequados, formação profissional ou cuidados médicos. Os seus dias são normalmente preenchidos a fumar cigarros, a beber café e com um mínimo de socialização. Estão efetivamente a ser armazenados em instalações sem qualquer esperança de ganharem a sua independência, residindo na comunidade ou perseguindo objectivos educativos ou profissionais, apesar dos desejos de muitos de trabalharem nesses objectivos. Uma pessoa começa a desenvolver um padrão de pensamento institucionalizado, fica desorientada, anseia por uma figura de autoridade, aceita o funcionamento da instituição e opera dentro das suas diretrizes quando é colocada numa instituição por longos períodos (Koehler, 1995).

No entanto, a desinstitucionalização dos lares de adultos começou com uma ação judicial colectiva, e estes indivíduos estão agora a ser colocados em apartamentos de habitação apoiada na comunidade. O objetivo deste estudo é determinar a eficácia da colocação de pessoas diretamente dos lares de adultos em habitações apoiadas. É rentável fazer a transição das pessoas para fora dos lares de adultos? Qual é o grau de motivação desta população para se reintegrar na comunidade? Qual é a taxa de sucesso das pessoas que fizeram a transição? Quem beneficia com esta iniciativa?

## Antecedentes do problema

Em 1999, foi intentada uma ação judicial colectiva no Supremo Tribunal dos Estados Unidos em nome de adultos diagnosticados com uma doença mental grave que residiam em instituições. Olmstead v. L.C., 527 U.S. 581, é um caso do Supremo Tribunal dos Estados Unidos relativo à discriminação contra pessoas com deficiências mentais (Seekins et al., 2011). O objetivo da ação judicial era que esta população fizesse a transição para o contexto mais integrador da comunidade. Em 1999, o Supremo Tribunal dos EUA, com base na Lei dos Americanos com Deficiência (ADA), afirmou o direito dos indivíduos a receberem serviços no ambiente mais integrado, que é geralmente a comunidade (Seekins et al., 2011). Em 17 de março de 2014, foi intentada uma ação colectiva semelhante em Nova Iorque. Civ. A Ação Cívica n.º 13-CIV-4166 (NGG) é uma ação colectiva que envolve os Estados Unidos da América, queixoso, e o Estado de Nova Iorque, arguido. Raymond O'Toole, Ilona Spiegel, and Steven Farrell, individually and on behalf of all others similarly situated, plaintiffs v. Andrew M. Cuomo, in his official capacity as Governor of the State of New York, Nirav R. Shah, in his official capacity as Commissioner of the New York State Department of Health, Kristin M. Woodlock, in her official capacity as Acting

Comissário do Gabinete de Saúde Mental do Estado de Nova Iorque, o Departamento de Saúde do Estado de Nova Iorque e o Gabinete de Saúde Mental do Estado de Nova Iorque, arguidos (Estipulação e Ordem de Acordo, 2014). Os queixosos ganharam o processo e o Supremo Tribunal do Estado de Nova Iorque ordenou que estes residentes fossem transferidos para a forma de vida mais integrada na comunidade.

Como resultado da ação judicial, em março de 2014, cinco organizações de saúde mental sem fins lucrativos receberam camas de alojamento apoiado através de um Pedido de Proposta (RFP) para fornecer alojamento permanente a 1050 residentes, em Brooklyn e Queens, que estavam a transitar de 17 lares para adultos. Em 2015, foram atribuídas mais 702 camas a três fornecedores de alojamento em Bronx e Staten Island, e foram acrescentados à iniciativa mais cinco lares de adultos nesses bairros. O acordo contratual prevê a transição destes membros da classe de lares de adultos ao longo de um período de três anos. À medida que novos residentes são transferidos para os lares de adultos que cumprem os critérios de elegibilidade, as agências de habitação têm a oportunidade de receber financiamento adicional para mais camas (Sundram, Zucker, Goldberger, & Lee, 2015). O tribunal nomeou um revisor independente que monitoriza todos os aspectos da iniciativa para determinar se as estipulações estabelecidas pelo tribunal estão a ser implementadas. O revisor independente apresenta relatórios trimestrais ao tribunal e destaca quaisquer lacunas no serviço e relata questões que impedem a transição atempada das pessoas do lar de adultos para a comunidade.

## Declaração do problema

De acordo com o relatório trimestral do Revisor Independente, apresentado em 30 de outubro de 2015, para o período de junho de 2015 a setembro de 2015, foi oferecida a um total de 2.327 membros da classe a oportunidade de transitar para uma habitação independente na comunidade e 1.184 (51%) concordaram em mudar-se. Dos 1.184 residentes, 33 mudaram de ideias depois de terem selecionado um apartamento, mas 11 acabaram por se mudar. No total, 110 residentes fizeram a transição para o seu próprio apartamento na comunidade. Do grupo de membros da turma, um total de 40% dos residentes recusou a oportunidade de fazer a transição e cerca de 9% não tinham a certeza de se mudar. Os residentes identificaram várias razões para não se mudarem, incluindo as seguintes: não estarem prontos para se mudarem, não quererem residir em determinados bairros, preocupações com problemas de colegas de quarto, preocupações em viver de forma independente e assumir demasiadas responsabilidades, potencial de recaída na toxicodependência, não obterem os serviços de que necessitam e sentirem-se sozinhos depois de residirem num estabelecimento com centenas de pessoas (Sundram et al., 2015).

O medo e a ambivalência associados à transição para a comunidade são justificados. Alguns dos residentes da ação colectiva também fizeram parte da desinstitucionalização que ocorreu nas décadas de 1960 e 1970 nos hospitais psiquiátricos estatais. A transição desse grupo para a comunidade não foi fácil. A desinstitucionalização tornou-se uma política pública na década de 1960, no entanto, foi geralmente vista como desastrosa e vergonhosa cerca de dez anos mais tarde (Plum, 1987). Infelizmente, muitos dos pacientes desinstitucionalizados enfrentaram circunstâncias trágicas ao deixar os hospitais. As pessoas desinstitucionalizadas tiveram alta para condições de vida abaixo da média na comunidade, algumas não tinham para onde ir e eram sem-abrigo, e outras acabaram no sistema de justiça criminal e nas prisões. Não só esta população foi afetada pela tragédia, como também os membros da comunidade e os profissionais de saúde mental. As comunidades apresentaram queixas sobre vadiagem, comportamento bizarro e crime, ao mesmo tempo que faziam lobby para bloquear os esforços de criação de casas de abrigo nos seus bairros. Os profissionais de saúde mental sentiam-se frustrados, esgotados e muitas vezes esgotados pela enorme necessidade de monitorizar e manter os clientes psiquiátricos crónicos na comunidade (Plum, 1987). Quando alguns destes clientes regressavam às instituições psiquiátricas, quer através de intervenções policiais, quer trazidos de volta por familiares ou profissionais de saúde mental, recuperavam subsequentemente a estabilidade psiquiátrica e estavam novamente prontos para receber alta. Os lares de adultos tornaram-se a opção viável, dando origem a mais uma instalação sobrelotada com pessoas diagnosticadas com uma doença mental. Alguns residentes estão nos lares de adultos desde os anos 70 e 80 e têm um medo absoluto de residir na comunidade, mesmo com apoios. Desinstituir esta população e ajudá-la a manter a saúde mental estável e a habitação na comunidade incluirá a utilização de técnicas terapêuticas centradas na pessoa e individualizadas. Baruch e Annunziato (2017) afirmam que a combinação de medicação e psicoterapia é frequentemente o tratamento ideal para a depressão.

## Objetivo do estudo

O objetivo deste projeto é determinar a eficácia da transição de indivíduos com doenças mentais de lares de adultos para habitações apoiadas na comunidade. O objetivo deste estudo é determinar a eficácia da colocação de residentes com doenças mentais diretamente dos lares de adultos em habitações apoiadas na comunidade. Uma ação judicial colectiva levou a uma decisão do tribunal no sentido de fazer a transição desta população para um contexto mais integrador na comunidade. O estudo pretende explorar os riscos e benefícios envolvidos na transição de pessoas com doença mental diretamente para a comunidade, utilizando uma metodologia teórica para examinar estudos sobre desinstitucionalização.

## Quadro teórico

O modelo teórico da psicologia humanista é o quadro sobre o qual este estudo está a ser desenvolvido. A psicologia humanista incorpora o bem-estar e a justiça (Duff, Rubenstein, & Prilleltensky, 2016). Sentir-se bem e ser tratado de forma justa é importante para a estabilidade mental de uma pessoa. Prilleltensky et al. (2015) postulam que existem fortes correlações positivas para seis domínios de bem-estar, incluindo: Interpessoal, Comunitário, Ocupacional, Físico, Psicológico e

Bem-estar económico (I COPPE), juntamente com a satisfação com a vida como um todo. Prilleltensky et al. (2015) indicam que as deficiências em qualquer um dos seis domínios podem alterar o nível de satisfação noutras partes. Para o presente estudo, espera-se que os indivíduos com uma doença mental que vivem num contexto restritivo, bem como insatisfeitos com a sua situação habitacional e bem-estar económico, não estejam satisfeitos com a vida como um todo. Além disso, a carência de habitação conduzirá a uma carência no seu bem-estar físico, psicológico, comunitário, interpessoal e profissional. Yanos, Stefancic, & Tsemberis (2012) defendem que os programas de alojamento para pessoas com doenças mentais graves têm como objetivo maximizar a integração na comunidade. No contexto dos lares de adultos, não lhes é dada a oportunidade de receberem cuidados de saúde adequados, de se integrarem na comunidade, de adquirirem competências interpessoais ou de explorarem oportunidades profissionais.

Acolher pessoas com doenças mentais num lar de adultos não é muito melhor do que tê-las fechadas num centro psiquiátrico estatal, afastadas da sociedade. Em ambas as instituições, as pessoas perderam a sua independência e autonomia. Não têm a possibilidade de escolher o local onde residem, as opções de tratamento, os prestadores de cuidados ou a capacidade de seguir o seu próprio horário. Isto não é um tratamento justo. À medida que a medicina geral se desloca de um ponto de vista de paternalismo e passa a dar mais ênfase à escolha e à autonomia dos pacientes, Szmukler e Kelly (2016) debatem se a legislação convencional em matéria de saúde mental deve ser substituída por um modelo que se centre na capacidade da pessoa para tomar decisões relativas ao seu bem-estar.

A justiça social exige que as pessoas desfavorecidas, oprimidas e mal servidas recebam tratamento justo e igualdade. De acordo com Duff, Rubenstein e Prilleltensky (2016), o que é comummente designado por justiça social é mais corretamente descrito como justiça distributiva. "A justiça distributiva refere-se à atribuição justa e equitativa de encargos e privilégios, bem como de direitos e responsabilidades na sociedade". A implicação para o presente estudo, no que diz respeito à justiça distributiva, é que, uma vez que muitos dos doentes mentais em lares de adultos são incapazes de se defenderem a si próprios, a sociedade tem a responsabilidade de partilhar o fardo de garantir que recebem justiça através de habitação e serviços adequados. Têm o direito de partilhar o privilégio de gozar de bem-estar e de ver as suas necessidades físicas, psiquiátricas e sociais satisfeitas na sociedade. A atribuição de encargos, privilégios, direitos e responsabilidades deve ser partilhada por todos e, idealmente, todos devem receber a sua justa parte.

Outro aspeto da psicologia humanista é o ideal de atingir o potencial máximo de uma pessoa se as suas necessidades básicas forem satisfeitas. De acordo com a orientação humanista, é a crença de que a gratificação das necessidades de um indivíduo resultará no surgimento dos valores da pessoa que aumentarão o crescimento em si mesmo, bem como no mundo ao qual pertence (Winston, 2016). A hierarquia de necessidades de Maslow lista o abrigo como uma necessidade básica (Maslow, 1943). Os indivíduos sem um lugar confortável para viver terão dificuldade em realizar os seus objectivos de auto-realização. A satisfação destas necessidades básicas permitirá a esta população subir a escada para as necessidades de ordem superior, como o amor e a estima, o que aumentará o seu moral e poderá levá-la a começar a pensar na forma como pode retribuir à comunidade, ajudando, por sua vez, os outros. Embora Finkel, Cheung, Emery, Carswell e Larson (2015) afirmem que os americanos contemporâneos esperam muito menos necessidades fisiológicas e de segurança, mas muito mais autoestima e auto-realização.

A transição de pessoas com doenças mentais para contextos integrados na comunidade melhora a sua qualidade de vida. Estas pessoas receberão melhores cuidados e apoios psiquiátricos, como a participação em grupos de psico-educação para aprenderem mais sobre os seus diagnósticos e medicamentos psicotrópicos. Terão a oportunidade de participar numa maior socialização em clubes psicossociais, integrar-se na comunidade frequentando locais de culto, actividades recreativas e reunir-se com familiares. Os residentes que tenham feito a transição com sucesso podem tornar-se especialistas de pares e partilhar as suas experiências para ajudar outros que estejam inseguros ou ambivalentes quanto à mudança. Os residentes que transitarem para a comunidade poderão escolher os seus cuidados médicos, as suas preferências alimentares e assumir o controlo das suas vidas. Serão livres de perseguir objectivos educativos e profissionais, bem como de recuperar a independência na gestão dos seus assuntos financeiros, lavar a roupa, preparar refeições e viajar de forma independente. Este crescimento facilitará o bem-estar, a justiça e a ajuda às pessoas para atingirem o seu potencial máximo, o que é consistente com os valores fundamentais da psicologia humanista. Ter um gestor de caso para coordenar os cuidados será útil para estabelecer a ligação com os prestadores de cuidados durante o processo de transição. A introdução da gestão de casos para ajudar os clientes na comunidade levou a uma redução da gravidade dos sintomas para os clientes diagnosticados com uma doença mental grave (Kim et al., 2015).

## Questões de investigação

As principais questões de investigação giram em torno do facto de a desinstitucionalização ser um empreendimento bem sucedido. Algumas questões a explorar, para determinar o sucesso, incluem as seguintes:

- É rentável fazer a transição das pessoas para fora dos lares de adultos?
- Qual é o grau de motivação desta população para se reintegrar na comunidade?
- Qual é a taxa de sucesso das pessoas que fizeram a transição?
- Quem beneficia com esta iniciativa?

## Importância do estudo

Este estudo tem potencial para ajudar uma série de partes interessadas, incluindo pessoas com doenças mentais alojadas em ambientes restritivos, legisladores, prestadores de serviços e contribuintes. Os resultados do estudo são benéficos para destacar as áreas de melhoria e as melhores práticas para a desinstitucionalização da população com doença mental de ambientes de alojamento restritivos para ambientes mais integrados. Isto será útil para os legisladores de todos os Estados Unidos, uma vez que as acções judiciais colectivas exigem que se inicie o processo de desinstitucionalização para reintegrar esta população na comunidade. O estudo ajuda as partes interessadas na presente iniciativa. Com base nos resultados, é possível identificar lacunas no processo. Os resultados determinam se é mais rentável para os residentes com doenças mentais permanecerem em lares de adultos ou fazerem a transição para a comunidade, o que será de particular interesse para os contribuintes.

## Limitações e Delimitações

A raridade de estudos que examinam a transição de pessoas com doença mental de ambientes restritivos para a comunidade é uma limitação séria deste estudo no que diz respeito à análise de dados. Além disso, como houve poucos estudos recentes, os dados para este estudo serão adquiridos a partir de estudos mais antigos sobre a desinstitucionalização e de um relatório arquivado de uma ação colectiva em Nova Iorque, a ação colectiva de 2014, Civ. Ação nº 13-CIV-4166 (NGG), O'Toole, et al, queixoso v. Andrew Cuomo, et al, arguido. Para obter informações mais gerais, os estudos futuros devem centrar-se nos esforços de desinstitucionalização à medida que estes aumentam nos Estados Unidos, devido à implementação da decisão do Supremo Tribunal dos EUA na ação colectiva Olmstead v. L.C.

Outra limitação é o facto de este estudo se centrar em indivíduos com uma doença mental grave. Não inclui pessoas cuja deficiência primária resulta de diagnósticos médicos ou de abuso de substâncias. Estes indivíduos podem também estar internados em centros de enfermagem especializados e em centros de reabilitação para toxicodependentes, respetivamente, por não terem condições económicas para residir de forma independente na comunidade. Estas populações podem também ser exploradas em investigação futura.

## Definições e termos-chave

Este documento contém vários termos-chave que é importante reconhecer e definir no âmbito do estudo. Os termos-chave que é necessário compreender são descritos de seguida.

**Pessoa com uma doença mental.** Por pessoa com doença mental grave entende-se um indivíduo que preenche os critérios estabelecidos pelo Comissário de Saúde Mental, ou seja, pessoas que têm um diagnóstico designado de doença mental ao abrigo da edição mais recente do Manual de Diagnóstico e Estatística das Perturbações Mentais (DSM-IV-TR) (mas não um diagnóstico primário de perturbações relacionadas com álcool ou drogas, síndromes cerebrais orgânicas, deficiências de desenvolvimento ou condições sociais) e cuja gravidade e duração da doença mental resultam numa incapacidade funcional substancial (Stipulation and Order of Settlement, 2014). O DSM-IV-TR está a ser utilizado nesta iniciativa, uma vez que a decisão do Supremo Tribunal de NYS ocorreu em 2014 e, na altura, esta era a edição mais recente.

**Desinstitucionalização.** O movimento de indivíduos que não conseguem funcionar de forma independente e necessitam de cuidados de saúde mental contínuos, de grandes instituições públicas de longa duração para ambientes mais pequenos, mais flexíveis e menos restritivos na comunidade (Plum, 1987).

**Ambiente integrado.** Viver na comunidade (Seekins et al., 2011).

**Rendimento da segurança social. (SSI)** Programa federal de complemento ao rendimento financiado por receitas fiscais gerais. Destina-se a ajudar pessoas idosas, cegas e deficientes, que têm pouco ou nenhum rendimento; e fornece dinheiro para satisfazer as necessidades básicas de alimentação, vestuário e abrigo. O SSI é atribuído a pessoas com deficiência ou cegueira. O pagamento por incapacidade para a segurança social (SSD) varia consoante o historial de créditos de trabalho ou o facto de ser cônjuge ou filho de uma pessoa com deficiência que beneficia de prestações SSD (Social Security Administration, 2017).

**Habitação com apoio.** Opções de alojamento a longo prazo/permanente para pessoas com doenças mentais, associadas a serviços de apoio individual concebidos para as ajudar a ter sucesso no seu alojamento (OMH, 2017).

**Habitação de apoio.** Uma combinação de habitação a preços acessíveis e serviços de apoio concebidos para ajudar os indivíduos e as famílias a utilizarem a habitação como plataforma para a saúde e a recuperação após um período de sem-abrigo, hospitalização ou encarceramento, ou para os jovens que saem dos lares de acolhimento (SHNNY, 2018).

Conhecer a definição dos termos-chave do estudo será benéfico para compreender plenamente as variáveis que são identificadas e discutidas.

## Organização

O projeto começa com o desejo de determinar se é benéfico fazer a transição de pessoas com doenças mentais de lares para adultos para a comunidade. Explora os tipos de habitação disponíveis para pessoas com doenças mentais. Discutem-se os esforços de desinstitucionalização efectuados nos anos 60 e 70 para as pessoas que tiveram alta dos centros psiquiátricos estatais e o fracasso épico dessa iniciativa. É explicada a ação judicial colectiva que levou à atual iniciativa de desinstitucionalização e é apresentada a tendência estatística para o primeiro ano de implementação. É discutido o objetivo do estudo para determinar a eficácia dos esforços actuais e são explicados os benefícios do estudo para as partes interessadas, incluindo: beneficiários, prestadores de serviços, legisladores e contribuintes. As limitações e delimitações do estudo são abordadas e os termos-chave do estudo são clarificados.

# CAPÍTULO 2

## REVISÃO DA LITERATURA

Ao explorar o impacto da desinstitucionalização das pessoas com doença mental, é imperativo compreender a literatura sobre a história da doença mental e avaliar as provas de tentativas passadas para tratar a doença e ajudar esta população na sua recuperação. Foram detectados na literatura temas em torno da origem da doença mental, das modalidades de tratamento, da emoção, das relações e das implicações para a justiça social. Cada um destes aspectos da doença mental e o seu significado para a recuperação dos indivíduos foram cuidadosamente revistos e dissecados. Para ter uma melhor noção do ponto de vista que a revisão retrata, a literatura relativa ao contexto teórico também foi avaliada para explorar a sua relação com a doença mental e a desinstitucionalização. Este estudo tem como objetivo compreender as caraterísticas e aspectos da doença mental através de um ponto de vista humanista.

### Institucionalização de doentes mentais

A prática de rotular, restringir e retirar da sociedade os indivíduos que sofrem de uma doença mental ocorre há séculos. Esta população tem sido designada por numerosos termos que são atualmente considerados depreciativos e discriminatórios. De termos como *lunáticos, abandonados* e *vagabundos* a *débeis mentais*, *loucos* e *doentes mentais*, as pessoas com uma doença mental grave, especialmente aquelas com psicoses e manifestações violentas, têm sido vistas como um fardo e devem ser separadas da sociedade para o bem de todos. Colocá-las em instituições fechadas e submetê-las a várias condições tem sido a prática ao longo de grande parte da história. A maior parte das vezes, os doentes eram alojados em ambientes que não favoreciam a sua recuperação e a institucionalização não era normalmente do seu interesse. Desde os manicómios até aos internamentos psiquiátricos, esta população não tem recebido os cuidados adequados, nem tem tido escolha quanto ao local onde reside ou quanto à forma como é tratada.

#### Manicómios

Os manicómios são um dos primeiros estabelecimentos a albergar pessoas com uma doença mental. Swartz (2010) discutiu as condições deploráveis dos manicómios sob a regulação do colonialismo britânico no início da década de 1860. A discussão centrou-se nas práticas racistas e opressivas observadas em alguns dos manicómios. Estes manicómios coloniais britânicos situavam-se na Índia, na Austrália e na Nova Zelândia, no Canadá e em várias partes de África. Um exemplo dos cuidados desumanos que estes indivíduos recebiam foi destacado num asilo em Kingston, na Jamaica, pelo médico Dr. Lewis Quier Bowerbank. Um homem franco em relação às pessoas que considerava corruptas, preguiçosas, incompetentes e perdulárias, trouxe à luz as condições deploráveis em que viviam os residentes do asilo. Relatou as condições insalubres das enfermarias, a elevada taxa de mortalidade e os rumores de sexo, gravidezes indesejadas e tratamentos cruéis. O asilo também foi visitado por Ann Pratt, uma ilustradora britânica de botânica e ornitologia, durante sete meses, que também confirmou as condições vergonhosas e escreveu um panfleto sobre a prática conhecida como "tanking", em que os residentes do asilo eram mantidos num tanque de banho debaixo de água por enfermeiras, assistidas por outros residentes, até quase se afogarem (Swartz, 2010). As condições descritas neste asilo não eram casos isolados. Tratava-se mais de uma prática normal do que de uma exceção nos manicómios.

G. Stanley Hall, um psicólogo e educador americano, estudou na Alemanha e visitou manicómios em Viena e Itália em 1879, e ficou espantado com as condições que observou. Considerou os asilos semelhantes às prisões, em termos de estrutura e de pessoal (Bierie & Mann, 2017). O tratamento recebido dos assistentes era semelhante ao que os reclusos que estão encarcerados recebiam dos agentes penitenciários, pois eram vistos como violentos e precisavam de ser mantidos na linha. Tal como os reclusos são encarcerados como castigo por actos ilícitos, as pessoas com deficiências psiquiátricas também estavam a ser castigadas pelas suas condições, uma vez que eram vistas como tendo défices criados por elas próprias. Tal como os criminosos, a utilização de restrições físicas para controlar as pessoas nos manicómios era também uma prática comum.

A contenção de doentes mentais em manicómios foi feita para a sua própria segurança e de outros, uma vez que existe o perigo potencial de indivíduos violentos. Masters (2017) propôs que a contenção de doentes para evitar comportamentos agressivos contra si próprios e contra os outros remonta a pelo menos 300 anos. Os métodos utilizados incluíam a contenção física, que consiste na restrição involuntária dos movimentos da pessoa por parte de um ou mais funcionários; a contenção mecânica, que envolvia a restrição involuntária com correias ou tábuas de contenção; e a contenção química, que consistia na restrição involuntária da liberdade de movimentos da pessoa através da utilização de medicamentos. O Hartford Courant informou que, ao longo da década de 1988-1998, um total de 140 pacientes nos Estados Unidos morreram em consequência de restrições físicas e mecânicas. Muitas das mortes foram de crianças que morreram por asfixia devido à compressão do peito pela pessoa que as estava a imobilizar, ou devido à posição em que se encontravam durante a imobilização. Este facto chamou a atenção para a perigosidade dos dispositivos de retenção e conduziu a regulamentos, à educação para evitar a sua utilização e à recolha de dados sobre as taxas e os incidentes de letalidade (Masters, 2017). As restrições não eram as únicas questões de preocupação no tratamento dos doentes mentais. O público estava a tornar-se mais consciente das condições deploráveis que enfrentavam e a exigir reformas.

**Hospitais psiquiátricos estatais na América**

À medida que a sociedade se tornou mais conhecedora e aceitadora das pessoas com doenças mentais, as condições dos centros psiquiátricos melhoraram. As condições mais humanas evoluíram ao longo dos anos, à medida que a sociedade passou de um ponto de vista de manutenção para um de recuperação. Farreras (2014) discutiu o projeto de lei 655, aprovado no estado de Illinois em 1915. A fim de melhorar a qualidade de vida das pessoas diagnosticadas com uma doença mental nos Estados Unidos e garantir que os indivíduos adequados fossem colocados em centros psiquiátricos, foi decidido que o compromisso institucional seria decidido pelos tribunais em vez dos superintendentes das instituições. Os residentes classificados como "débeis mentais" eram colocados em instituições. Havia três categorias de débeis mentais: o idiota (uma pessoa incapaz de se proteger de um perigo físico comum), o imbecil (capaz de se proteger de um perigo físico, mas incapaz de ganhar a sua própria vida) e o débil mental funcional mais elevado (capaz de fazer as duas coisas, mas considerado incapaz devido a um defeito mental de nascença ou numa idade precoce). Estes últimos foram posteriormente designados por idiotas (Farreras, 2014). Com critérios de diagnóstico claros, os psicólogos podiam testemunhar como peritos em tribunal relativamente à capacidade mental e à competência e, assim, podiam decidir se o arguido devia ser encarcerado ou internado em centros psiquiátricos.

As condições nos hospitais psiquiátricos geridos pelo Estado não eram tão deploráveis como as dos primeiros manicómios. Embora a punição parecesse ser a principal função dos manicómios, o objetivo dos internamentos era ajudar as pessoas com um diagnóstico psiquiátrico. Alguns dos métodos utilizados para ajudar esta população eram ainda inaceitáveis segundo os padrões actuais. Os abusos físicos continuavam a verificar-se nalguns hospitais e os doentes com comportamentos perturbadores enfrentavam espancamentos graves, ou pior. No entanto, os hospitais eram licenciados pelo Estado e regidos por regulamentos. As violações do que eram considerados comportamentos éticos e aceitáveis levavam a consequências por parte do governo, que podiam incluir o afastamento imediato do diretor.

O sociólogo britânico Andrew Scull investigou o Trenton State Hospital, em Nova Jérsia, e centrou o seu trabalho no superintendente, Henry Cotton, médico que ocupou o cargo de 1907 a 1930. Cotton foi contratado para supervisionar as instalações e introduzir reformas num hospital que tinha sido afetado por escândalos durante o mandato do anterior superintendente, John Ward. Sob a supervisão do Dr. Cotton, a cultura e as condições do hospital mudaram para uma cultura de cuidados com o bem-estar dos pacientes e tentativas de recuperação das suas doenças psiquiátricas. Anteriormente, foi noticiado que os doentes eram algemados ou manietados durante anos e que os assistentes do hospital eram abusivos e violentos para com os doentes. As condições deploráveis das instalações provocaram disenteria e diarreia em muitos doentes, e uma epidemia de febre tifoide no hospital em 1907 ameaçou a vida de centenas de doentes. O pior de tudo é que houve relatos de um encobrimento do assassinato de um doente por parte dos assistentes do hospital (Tillman, 2007). Relatos de tratamentos semelhantes foram documentados não apenas nos Estados Unidos, mas em vários países do mundo. A importância de denunciar os maus-tratos infligidos a doentes incapazes de se defenderem a si próprios é importante para melhorar as condições das pessoas que vivem com uma doença mental em instituições.

Tem havido uma crítica esmagadora à institucionalização de pessoas com doenças mentais. Segundo Koehler (1995), uma delas é a do psiquiatra Dr. Szasz, um académico húngaro-americano, psiquiatra e psicanalista que escreveu desde os anos 60 até ao final dos anos 2000. Ele acreditava que o desejo de ajudar as pessoas que sofrem de uma doença mental é genuíno, no entanto, os métodos utilizados resultaram em crueldade para essas pessoas. Ele postulou que, ao longo da história, a proposta da psiquiatria tem sido que as pessoas com uma doença mental são perigosas para si mesmas ou para os outros e precisam de ser encarceradas. São fechadas e são-lhes negados direitos e liberdade para a sua própria saúde e segurança. Desenvolve-se um padrão de pensamento de institucionalização, uma vez que as reacções subsequentes incluem o facto de os doentes mentais ficarem desorientados, ansiarem por uma figura de autoridade, aceitarem o funcionamento da instituição e operarem dentro das suas diretrizes. Eles tornaram-se institucionalizados (Koehler, 1995). Residindo num contexto em que lhes é retirada a liberdade e a capacidade de tomar decisões autónomas relativamente às suas próprias vidas, as pessoas com doença mental aprendem frequentemente a sentir-se desamparadas, o que, por sua vez, tem impacto nas suas emoções e cognição. Pode também afetar a sua relação com os membros da família e outros apoios importantes na comunidade.

Desde os manicómios aos hospitais psiquiátricos estatais, as pessoas com doenças mentais confinadas a instituições não tinham a liberdade de decidir onde viviam ou de receber tratamento psiquiátrico. A transição de pessoas idosas com doenças mentais de lares de adultos para a comunidade dar-lhes-á a oportunidade de residir no ambiente mais integrado da comunidade. Este processo também determinará a extensão do desamparo aprendido nesta população.

## Emoções, Relações, Cognição e Saúde Mental

O afastamento físico dos seres humanos do calor e do toque de outro ser humano pode levar a um sofrimento emocional. Essa separação pode ser devastadora para pessoas que já têm problemas emocionais. Esta alienação pode levar a um maior sofrimento emocional, cortar as relações com os membros da família, resultar em declínio cognitivo e agravar os sintomas de saúde mental. Se as pessoas com deficiências mentais tiverem a oportunidade de permanecer próximas de outras pessoas que lhes dêem calor e apoio, poderão ter uma melhor oportunidade de recuperação.

Chong e Kua (2017) enfatizaram a autoeficácia parental (PSE) de Bandura, que envolve competência parental, práticas, enfrentamento, resultados subsequentes e bem-estar psicológico. As cognições da PSE estão relacionadas a uma série de comportamentos, incluindo melhor funcionamento relacional e eficácia pessoal; menos ansiedade, frustração e sintomas depressivos; e ajuste socioemocional de crianças e adolescentes. Também estão ligadas a sentimentos de relaxamento e otimismo (Chong & Kau, 2017). Ter o apoio emocional de uma figura parental pode impulsionar o funcionamento emocional e cognitivo de uma pessoa e melhorar a sua relação com os outros, bem como conduzir a melhores capacidades de enfrentamento. Wolff et al. (2014) sugeriram que a aplicação da lei trabalhe com os prestadores de cuidados de saúde mental e com os utentes para atingir os objectivos de cumprimento do tratamento; e que os envolva através de interações interpessoais que aumentem o cumprimento das condições gerais e especiais de supervisão, bem como estabilizem a vida na comunidade e promovam a segurança pública, o que seria benéfico para os utentes com doença mental forense.

**Emoções**

Ter emoções positivas consistentes pode levar à estabilidade mental. Indivíduos com distúrbios psiquiátricos que vivenciam a separação de seus entes queridos e sofrem abusos emocionais e físicos podem levar ao agravamento da instabilidade psiquiátrica. Houben, Van Den Noortgate e Kuppens (2015) postularam que as emoções positivas promovem o bem-estar e os resultados desejáveis, enquanto as emoções negativas excessivas estão associadas a resultados indesejáveis, saúde mental prejudicada e psicopatologia. Realizaram uma meta-análise para explorar a relação entre a dinâmica emocional a curto prazo, a instabilidade emocional, a inércia emocional das emoções ao longo do tempo e indicadores estáveis de bem-estar psicológico ou psicopatologia. Foram examinados 793 tamanhos de efeito de 79 artigos, totalizando 11.381 participantes. Os resultados da meta-análise indicam que, em geral, o baixo bem-estar psicológico ocorre em conjunto com emoções mais variáveis, instáveis e mais inertes. Os resultados também indicam que o florescimento psicológico está relacionado com padrões de flutuações emocionais ao longo do tempo e fornece uma visão do funcionamento emocional ótimo e subóptimo (Houben et al., 2015). Ser capaz de experimentar uma série de emoções, especialmente positivas, está associado a uma saúde mental estável. Estar num ambiente que promove emoções positivas é importante para a estabilidade psiquiátrica contínua.

Receber qualquer forma de tratamento de saúde mental, em combinação com emoções positivas contínuas, é ótimo para o bem-estar psiquiátrico. DeViva et al. (2016) realizaram um estudo com 100 veteranos da guerra do Iraque, nos Estados Unidos, para examinar a relação entre a utilização de cuidados de saúde mental e as medidas de perturbação de stress pós-traumático (PTSD). Alguns factores de exploração incluíram a resiliência, o estigma, as crenças sobre o tratamento psiquiátrico, as barreiras percebidas ao tratamento, o crescimento e o significado da PTSD, o apoio social e os factores de personalidade. Os resultados do estudo indicam que os participantes que fizeram psicoterapia e farmacoterapia obtiveram pontuações mais elevadas nos sintomas de PTSD, no estigma e nas crenças adaptativas sobre os cuidados psiquiátricos, e pontuações mais baixas nas medidas de resiliência, apoio social pós-colocação, estabilidade emocional e conscienciosidade, do que os participantes que não fizeram tratamento de saúde mental. Os participantes que receberam apenas psicoterapia obtiveram pontuações mais altas em estabilidade emocional e mais baixas em sintomas de PTSD e estigma do que os participantes em farmacoterapia (DeViva et al., 2016). As crenças negativas sobre o tratamento de saúde mental, o estigma e a falta de apoio social podem ter um impacto negativo no bem-estar emocional e na saúde mental de uma pessoa. O desenvolvimento de relações que promovam uma saúde mental estável é benéfico.

**Relações**

Ser capaz de se relacionar com outro ser humano é pertinente para a estabilidade mental de uma pessoa. O ser humano tem uma necessidade inata de se relacionar com outra pessoa. A ausência de tal ligação pode resultar em solidão e sentimentos de isolamento e depressão. Com base no modelo de stress das minorias, Mereish e Poteat (2015) utilizaram a teoria cultural relacional para testar os mediadores das relações entre as relações distais e proximais. Distal refere-se a discriminação, rejeição, e vitimização; e proximal, é definido como homofobia internalizada e ocultação da orientação sexual. Examinaram os factores de stress e a depressão e ansiedade psicológicas, bem como o sofrimento físico, identificado como sintomas físicos angustiantes. Realizaram um estudo com 719 adultos pertencentes a minorias sexuais, incluindo lésbicas, gays e bissexuais. Os factores examinados incluem os efeitos mediadores da vergonha, as piores relações com um par próximo, a comunidade LGBT e a solidão. Os resultados do estudo indicam que a relação entre os factores de stress distal e proximal das minorias e a angústia foi mediada pela vergonha, por uma pior relação com um par próximo, pela comunidade LGBT e pela solidão. Existe também a possibilidade de os factores de stress das minorias sexuais conduzirem a sofrimento psicológico e físico (Mereish & Poteat, 2015). As pessoas que se identificam como fazendo parte da comunidade LGBT são normalmente estigmatizadas e, por vezes, maltratadas, o que leva a um humor deprimido, ansiedade e doenças físicas. As pessoas com doenças mentais também sofrem de sintomas psiquiátricos acrescidos quando são ostracizadas e alienadas dos seus entes queridos e da sociedade, quando são fechadas numa instituição.

As crianças que não têm a proximidade e o afeto adequados dos cuidadores têm dificuldades nas relações interpessoais à medida que envelhecem. East et al. (2017) realizaram um estudo com 873 crianças chilenas que tinham deficiência de ferro (DI) ou anemia por deficiência de ferro (ADF) durante a infância e apresentavam dificuldades sociais na meia infância e comportamentos problemáticos na adolescência. Examinaram a relação entre estas crianças e os seus cuidadores e encontraram uma relação entre estes comportamentos e a falta de reação e de estimulação adequada das mães. Os resultados do estudo indicam uma relação positiva entre a capacidade de resposta limitada das mães e a subestimulação, e a rejeição dos pares das crianças aos 10 anos e os pares desviantes na adolescência (East et al., 2017).

## Cognição

O isolamento das pessoas com doença mental da sociedade pode ter um impacto negativo nas suas capacidades cognitivas. Pode também exacerbar sintomas depressivos e outros sintomas psiquiátricos. Semino, Marksteiner, Brauchle, e Danay (2017) observaram 264 pacientes, numa enfermaria geriátrica, com depressão e/ou deficiências cognitivas na Áustria. Utilizaram o Consortium to Establish a Registry for Alzheimer's Disease (CERAD), o Trail-Making Test (TMT) e o Clock-Drawing Test para examinar o funcionamento cognitivo, e a Geriatric Depression Scale (GDS) para medir a depressão. O objetivo do estudo era explorar as ligações entre a depressão e a cognição em função do estado cognitivo dos participantes. Os resultados do estudo indicam que a desesperança e a perda de energia foram mais prevalentes nos doentes deprimidos. O retraimento social relacionou a depressão e a cognição no grupo sem deficiência cognitiva. O retraimento social parece ser um fator de risco para um mau desempenho cognitivo. Especialmente nas fases iniciais do declínio cognitivo, os doentes tendem a retrair-se socialmente e a isolar-se dos outros, o que pode levar a um maior agravamento do declínio cognitivo (Semino et al., 2017). Uma vez que os indivíduos que lutam contra uma doença mental tendem a isolar-se dos outros, colocá-los numa instituição e longe dos entes queridos apenas encorajará um maior afastamento. É pertinente identificar o início dos sintomas psiquiátricos nos indivíduos para os ajudar a receber os cuidados de que necessitam numa altura tão crítica.

Ser capaz de identificar os jovens em risco de desenvolver uma doença mental é importante para a intervenção precoce de um tratamento adequado, a fim de evitar a exacerbação dos sintomas psiquiátricos e a subsequente cronicidade. Ter a oportunidade de receber tratamento em regime ambulatório pode reduzir a taxa de internamentos hospitalares para estes indivíduos. Rudolph, Davis e Monti (2017) postulam que a identificação de jovens em risco de depressão pode levar a uma possível candidatura à intervenção precoce. Realizaram um estudo com 338 raparigas e 298 rapazes do sexto ano para determinar se a interação cognição-emoção de um jovem em défices de controlo cognitivo (CC) e traço de emocionalidade negativa (NE) são factores preditivos dos níveis de depressão ao longo de um período de um ano; e se estes traços criam um forte risco de depressão nas raparigas. Os resultados do estudo indicam que o comprometimento do CC prevê níveis de depressão subsequentes mais elevados em jovens com traços elevados de NE nas raparigas. O estudo informa os esforços para identificar raparigas em risco de depressão e a implementação de uma intervenção precoce (Rudolph et al., 2017).

Proporcionar tratamento de saúde mental às pessoas na comunidade, onde permanecem junto dos membros da família e recebem o apoio necessário, pode ser benéfico para a sua saúde mental e bem-estar geral. Ter o apoio emocional da família e ser capaz de manter relações familiares pode melhorar a sua saúde mental. Desde manter os adultos mais velhos cognitivamente activos até à deteção de sinais precoces de problemas mentais em jovens, a possibilidade de ter serviços psiquiátricos na comunidade em vez de numa instituição pode ser benéfica para o cliente e para os seus familiares. Isto deve ser tido em consideração quando se está a explorar o tratamento de saúde mental para pessoas com uma doença mental grave.

## Modalidades de tratamento

O tratamento das doenças psiquiátricas tem evoluído ao longo do tempo. À medida que a sociedade vai compreendendo as doenças mentais, também vai mudando a ideia de como prestar cuidados. A psicoterapia e os medicamentos substituíram as opções de tratamento mais bárbaras na prestação de cuidados a pessoas com doenças mentais. Estas intervenções podem ser administradas em regime de ambulatório e o destinatário dos serviços não precisa de ser hospitalizado para a sua administração.

Antes da utilização de medicamentos psicotrópicos, foram exploradas várias opções de tratamento em meio hospitalar. Braslow e Starks (2005) examinaram o tratamento de doentes mentais no Stockton State Hospital, um hospital psiquiátrico na Califórnia. Descobriram que os médicos e o pessoal do hospital definiam a doença psiquiátrica tratável como a recusa do doente em comportar-se e identificavam o controlo comportamental como o objetivo da maioria das intervenções terapêuticas. Antes da introdução dos antipsicóticos em 1954, os doentes em estado psicótico eram tratados com uma série de terapias de natureza somática. Estas incluem a hidroterapia, a terapia de coma insulínico, as terapias convulsivas (incluindo o Metrazol e a terapia electroconvulsiva [ECT]) e a lobotomia.) A lobotomia foi usada como último recurso depois de repetidos esforços para controlar o comportamento com ECT e outros meios terem falhado (Braslow & Starks, 2005). Todas estas práticas são agora vistas como cruéis e não são praticadas, com exceção de tratamentos ocasionais com ECT em casos de depressão grave.

### Tratamento psiquiátrico precoce

Nos primeiros tratamentos psiquiátricos, os doentes eram sujeitos a tratamentos bárbaros, incluindo alguns que eram postos em prática para conter os doentes violentos. Os doentes internados em hospitais psiquiátricos no século XIX eram imobilizados para controlar os comportamentos agressivos quando as outras opções de tratamento não eram bem sucedidas. Bazar (2015) discutiu a utilização do "Utica Crib", um dispositivo utilizado no século XIX em asilos e hospitais públicos em toda a América do Norte. Descreveu-o como uma caixa retangular feita de uma combinação de ripas de madeira ou tela metálica, com uma tampa articulada e um trinco fechado de um lado. Era suficientemente grande para permitir que uma pessoa se deitasse a direito no seu interior com a tampa fechada. Os doentes ficavam fechados no berço de Utica durante dias e, por vezes, meses de cada vez. A justificação para esta contenção é proteger os outros dos comportamentos violentos incontroláveis do doente, ou proteger o doente que sofre de sonambulismo (Bazar, 2015). A restrição dos movimentos de uma pessoa que é considerada perigosa para si própria ou para os outros continua a ser praticada, mas os medicamentos não são utilizados para esse fim.

Em todo o mundo, vários países tinham um tratamento semelhante ao do aparelho de berço de Utica para as pessoas internadas em hospitais psiquiátricos. Caplan, Little e Garces-King (2016) examinaram o tratamento das doenças mentais na República Dominicana, que abriu a sua primeira instituição psiquiátrica em 1881, nomeadamente o Asilo para os Dementes. Nessa altura, o tratamento incluía medicamentos à base de plantas fornecidos por freiras católicas. O tratamento foi então alterado na década de 1940 por psiquiatras formalmente treinados que chegaram ao país vindos de Espanha como refugiados da Guerra Civil Espanhola. O tratamento consistia em hidroterapia, insulinoterapia, terapia de eletrochoque, injecções de terebintina, lobotomias, fenobarbital, novocaína e, para os doentes que não reagiam a estas intervenções, acorrentados às paredes (Caplan et al., 2016).

As lobotomias eram normalmente utilizadas para pacientes que eram agressivos e quando outras intervenções não tinham conseguido travar os seus comportamentos. Braslow e Starks (2005) afirmam que a lobotomia é uma das intervenções médicas mais notórias do século XX. É representativa do culminar de quase 50 anos de esforços terapêuticos, desde a hidroterapia nos anos

1900 até à ECT nos anos 1940. Com a implementação da lobotomia, acredita-se que os médicos localizaram a cura de comportamentos doentes no corpo do paciente e, em última análise, no cérebro. Ao realizar lobotomias, os médicos agiam diretamente no cérebro, fazendo um pequeno orifício na parte da frente da cabeça do doente e cortando as fibras axonais que ligam o córtex às estruturas cerebrais inferiores. A cirurgia de lobotomia foi praticamente abandonada com a introdução de medicamentos psicotrópicos. No final dos anos 40, os investigadores consideravam-na a mais científica das intervenções psiquiátricas (Braslow & Starks, 2005). Alguns doentes mentais que estavam a transitar de lares de adultos para a comunidade faziam parte da população destes hospitais e sofreram tais intervenções.

**Tratamento contemporâneo**

A utilização das primeiras intervenções no domínio da saúde mental, como a hidroterapia, as terapias convulsivas e a lobotomia, são atualmente consideradas bárbaras e deram lugar a tratamentos mais aceitáveis. Collins e Stam (2015) referem que os pioneiros da cirurgia de lobotomia foram acusados de mutilar tecido cerebral fisicamente saudável apenas com uma ténue esperança de cura. Phelps, Bray e Kearney (2017) propõem que as principais atividades dos psicólogos em 1995 eram a psicoterapia e os testes psicológicos, que foram cedidos à psicologia pela psiquiatria organizada após a implementação da medicação e da hospitalização como intervenções primárias da psiquiatria na saúde mental. Baruch e Annunziato (2017) concordam que a combinação de medicação e psicoterapia é frequentemente o tratamento ideal para a depressão.

Os medicamentos psicotrópicos para combater a doença mental grave em instituições psiquiátricas foram fundamentais nas fases de desinstitucionalização das décadas de 1950 e 1950. Levy et al. (2014) afirmam que os tratamentos modernos da doença mental giram principalmente em torno de medicamentos. A partir da década de 1950, os medicamentos psicotrópicos substituíram os procedimentos que envolviam restrições físicas recorrentes ou danos neurológicos irreversíveis. Os primeiros antipsicóticos, como a Thorazine, foram dramáticos em diminuir os sintomas psicóticos agudos e a agitação extrema em pacientes institucionalizados. Como resultado, a psicofarmacologia desempenhou um papel importante na desinstitucionalização dos hospitais psiquiátricos. O governo dos EUA apoiou formalmente a desinstitucionalização, levando a Comissão Federal Conjunta de Saúde Mental a intervir no tratamento de pessoas com doenças mentais. Em 1961, a Comissão afirmava que os doentes psiquiátricos não eram tratados de acordo com os princípios democráticos, humanitários, científicos e terapêuticos. Enquanto os avanços farmacológicos apoiaram a desinstitucionalização nos anos 50, a tendência dos anos 60 foi impulsionada pela missão de justiça social. No campo da psiquiatria, os medicamentos não eram apenas um fator de política social e pública, mas para os clínicos, produziam esperança para a reintegração efectiva das pessoas com doença mental grave na comunidade (Levy et al., 2014). Os medicamentos continuam a ser um fator determinante na atual desinstitucionalização, uma vez que os residentes de lares de adultos têm a oportunidade de aviar receitas nas farmácias do bairro e administrar medicamentos de forma independente.

Com a implementação de medicamentos psicotrópicos para tratar doenças mentais, a psicoterapia também se tornou popular. Algumas abordagens de psicoterapia foram criticadas por não serem tão eficazes. Uma das primeiras formas de psicoterapia utilizadas foi a psicanálise, que inclui a associação livre. Moore (1907) postulou que a associação de palavras utilizada no tratamento da saúde mental pode não ser a ferramenta mais eficaz para compreender verdadeiramente a pessoa com doença mental, uma vez que a constelação de uma ideia é a sua relação com todas as ideias e sentimentos com os quais foi ligada. A palavra engloba as influências do ambiente, as circunstâncias da infância da pessoa, a sua ocupação, etc. A utilização de uma palavra isolada coloca o doente em desvantagem, uma vez que as pessoas não estão habituadas a reagir a uma palavra isolada, sem um objetivo em vista (Moore, 1907).

Algumas abordagens terapêuticas foram benéficas para os doentes mentais, com a combinação da gestão da medicação. O'Donohue, Snipes e Maragakis (2014) afirmam que a saúde comportamental progrediu com o uso da gestão da medicação para reduzir a duração e a frequência dos internamentos hospitalares. A psicoterapia baseada em evidências (EBP) substituiu a terapia que tinha pouco ou nenhum efeito. A terapia individual e de grupo foram identificadas como medidas terapêuticas progressivas e económicas. Wolff (2014) acredita que a abordagem terapêutica mais eficaz é aquela que expande o trabalho da psicologia para a comunidade. Essa expansão inclui a adaptação à mudança, concentrando-se em abordagens que são ecológicas, centradas na comunidade, baseadas na população, preventivas, focadas na mudança de sistemas e no empoderamento, bem como multidisciplinares. É também importante trazer as pessoas mais afectadas pelos problemas para o centro do processo de tomada de decisões.

O tratamento da saúde mental tem mudado ao longo dos tempos, com métodos mais invasivos a dar lugar à psicoterapia e à psicofarmacologia. O facto de poderem receber terapia e medicamentos enquanto residem na comunidade tornou possível a reintegração dos clientes do lar de adultos com doenças mentais na comunidade. Os clientes podem também explorar outras medicinas holísticas e alternativas para tratar a sua doença.

## Biologia e doença mental

O debate natureza-natureza já se arrasta há algum tempo e o consenso geral é que as doenças mentais resultam tanto de factores genéticos como ambientais. No entanto, há pessoas que acreditam que a biologia é a única responsável por uma perturbação mental. Há algumas vantagens e desvantagens em aderir a esta teoria.

Uma vez que os medicamentos são eficazes no tratamento das doenças mentais, algumas pessoas tendem a acreditar que a genética é a única responsável pelas doenças psiquiátricas. Lebowitz e Ahn (2017) realizaram um estudo com homens e mulheres nos Estados Unidos para determinar se o simples facto de informar as pessoas de que têm uma predisposição genética para a depressão pode fazer com que se lembrem retroativamente de terem tido depressão. Os investigadores realizaram um teste disfarçado de rastreio genético e designaram aleatoriamente alguns participantes para serem informados de que tinham uma elevada suscetibilidade genética para a depressão. A outros foi-lhes dito que não tinham, ou que tinham uma suscetibilidade elevada para uma doença diferente. Em seguida, os participantes avaliaram a sua experiência de sintomas depressivos nas duas semanas anteriores numa versão modificada do Inventário de Depressão de Beck-II (BDI-II). Os resultados do estudo indicam que os participantes a quem foi dito que estavam geneticamente predispostos para a depressão relatam, em geral, níveis mais elevados de depressão sintomas durante o período de 2 semanas anterior, em comparação com aqueles que não receberam esta informação. Este estudo destaca as consequências potencialmente prejudiciais dos testes genéticos personalizados na saúde mental (Lebowitz & Ahn, 2017). Esta é uma das desvantagens de considerar que a genética é o único fator determinante na predisposição para ter uma perturbação mental.

Não só os leigos consideram que os factores biogénicos estão na origem das doenças mentais, como também alguns profissionais da área da saúde mental defendem esta ideia. Larkings, Brown e Scholz (2017) afirmam que a investigação sobre a etiologia da doença mental nos últimos dez anos aumentou a compreensão das causas biogenéticas, como a predisposição genética, a hereditariedade e os desequilíbrios químicos ou cerebrais. Uma vantagem de promover a doença mental como uma condição médica a ser tratada como qualquer outra doença é o facto de reduzir o estigma e diminuir a culpa de ter uma doença. Vários grupos de defesa da saúde mental, como a National Alliance on Mentally Ill (NAMI) e a Estratégia Nacional de Saúde Mental, adoptaram esta estratégia e apoiam as causas biogenéticas para reduzir o estigma. No entanto, esta estratégia não é eficaz, uma vez que a atitude da sociedade em relação às doenças mentais não registou melhorias significativas. De facto, esta crença pode não ser do melhor interesse das pessoas com doença mental, uma vez que pode ter um efeito adverso no tratamento e no auto-estigma (Larkings et al., 2017). Esta técnica continua a ser utilizada nos esforços para reduzir o estigma nas pessoas com uma doença mental grave.

Muitos cientistas defendem que existe uma combinação de bases ambientais e biológicas para os problemas de saúde mental. Ystrom, Nilsen, Hysing, Sivertsen e Ystrom (2017) afirmam que os mecanismos biológicos, como os factores de risco genéticos comuns para a psicopatologia e a desregulação em crianças e mães, têm sido apoiados por uma correlação gene-ambiente. Busch, Possel e Valentine (2017) afirmam que, no passado, um modelo etiológico proeminente da depressão era a hipótese monoaminérgica, que indicava uma deficiência de neurotransmissores, principalmente de serotonina. No entanto, em anos posteriores, esta teoria não foi apoiada. Alguns dos paradigmas de base fisiológica mais recentes exploram a possibilidade de uma combinação de variáveis etiológicas subjacentes em todas as condições de saúde. Lahey, Krueger, Rathouz, Waldman e Zald (2017) realizaram estudos com gémeos e outros familiares para examinar a etiologia biológica da psicopatologia. Eles advertiram que, embora a evidência que encontraram seja poderosa e consistente com outra literatura sobre genética molecular, estudos futuros devem incluir medidas de ambientes e variantes genéticas moleculares, conforme a tecnologia e o conhecimento permitirem.

Na transição de adultos com doença mental de lares de adultos para a comunidade, a psicoeducação é importante para os ajudar a compreender a sua doença. Fornecer-lhes informações precisas é pertinente para que compreendam como a sua doença afecta o seu funcionamento geral. Alguns profissionais e membros regulares da comunidade acreditam que a genética é a única responsável pelo desenvolvimento da doença mental e outros afirmam que é uma combinação de factores genéticos e ambientais.

## Cura emocional

A cura emocional é importante para as pessoas com uma doença mental. Ser capaz de expressar os seus sentimentos e emoções pode facilitar a cura e o crescimento. Os clientes envolvidos em psicoterapia podem ter a oportunidade de receber a cura emocional através da terapia da fala. Outros tipos de terapia, como a terapia dramática, podem ajudar os clientes a expressar os seus sentimentos sem o uso de palavras, mas ainda assim alcançar a cura que desejam.

Os indivíduos diagnosticados com uma doença mental que residem na comunidade podem receber cura emocional através da psicoterapia. Greaves, Camic, Maltby, Richardson e Myllari (2012) realizaram um estudo de cinco estudos de caso com quatro mulheres e um homem com uma idade média de 41 anos. Os participantes foram diagnosticados com uma série de diagnósticos psiquiátricos, incluindo depressão com sintomas psicóticos, perturbação bipolar e perturbação de stress pós-traumático (PTSD). Todos estavam a tomar medicamentos psiquiátricos. O objetivo do estudo era testar a hipótese de que a marioneta terapêutica resulta em melhorias no bem-estar mental, na autoestima e na ligação corporal. O método do estudo incluiu uma reunião de grupo semanal durante um período de doze semanas, com a duração de noventa minutos. Cada sessão de grupo começava com um exercício de "check-in" em que os participantes podiam partilhar os seus sentimentos e experiências da semana anterior. Os participantes receberam uma breve demonstração de como fazer as marionetas. As duas últimas sessões de grupo foram utilizadas para a representação de marionetas. Esta incluiu um exercício de terapia dramática de cinco perguntas em que os membros do grupo foram entrevistados como as suas marionetas. Uma curta atuação final foi desenvolvida e realizada por cada um dos membros do grupo. Cada sessão terminou com uma "cerimónia das velas" em que os membros do grupo se concentraram na sua respiração, reflectiram sobre a sessão e fizeram um comentário final, se assim o desejassem. Os resultados do estudo indicam que a marioneta terapêutica é potencialmente um meio poderoso para a cura emocional que pode ser utilizado por vários profissionais de saúde mental (Greaves et al., 2012).

Não é invulgar que as pessoas com uma doença mental grave tenham perturbações comórbidas. O tratamento também tem demonstrado ser eficaz em regime ambulatório para esta população. Clark et al. (2017) concordam que muitos indivíduos com dificuldades de ansiedade apresentam perturbações de ansiedade concomitantes. Realizaram um inquérito a psicólogos que tratam pessoas com perturbações de ansiedade para investigar a forma como os psicólogos australianos abordam o tratamento de perturbações de ansiedade concomitantes. Um total de 169 psicólogos que exercem na Austrália responderam a um inquérito online que consistia em perguntas relacionadas com o tratamento de diagnósticos de perturbações de ansiedade do DSM-IV e relataram práticas relacionadas com duas vinhetas clínicas. Os resultados do inquérito indicam que a maioria dos psicólogos referiu utilizar intervenções de terapia cognitivo-comportamental (TCC) no tratamento de perturbações de ansiedade isoladas e concomitantes. A maioria dos psicólogos inquiridos relatou que normalmente não segue um guia de tratamento específico no tratamento de perturbações de ansiedade para proporcionar cura emocional aos seus clientes (Clark et al., 2017). Ao fornecer tratamento a clientes com doença mental nos Estados Unidos, os clínicos devem ter em consideração as medidas terapêuticas que estão cobertas pelo seguro médico do beneficiário , especificamente as práticas baseadas na evidência.

A cura emocional também é possível para a população idosa enquanto reside na comunidade. Mathews (2016) debruçou-se sobre o tratamento da depressão nos idosos em comunidades asiáticas. Foi realizado um estudo qualitativo baseado em entrevistas pós-aconselhamento com uma amostra de 41 idosos que receberam aconselhamento numa organização de saúde mental que atende idosos em Singapura. Os dados do estudo revelaram que os clientes beneficiaram do aconselhamento através de uma melhor gestão emocional. Os resultados indicam que os idosos relataram ter recebido apoio emocional, encontrado cura emocional e aprendido a lidar com as emoções associadas ao luto e à perda. Os participantes também referiram que o aconselhamento os ajudou nos processos de tomada de decisão. As pessoas mais velhas puderam considerar alternativas para os seus problemas pessoais, obtiveram ideias para facilitar a mudança, foram capazes de adotar a perspetiva dos outros e foram validadas pelas suas decisões durante o aconselhamento (Mathews, 2016). Nas culturas asiáticas, as pessoas tendem a ser mais reservadas e menos expressivas com as suas emoções do que as pessoas da cultura americana, que são mais expressivas com os seus sentimentos.

Mesmo os doentes mentais crónicos, por vezes considerados "difíceis de tratar", revelaram melhorias e receberam cura emocional enquanto residiam na comunidade. Em Kirkus Reviews (2015), foi analisado o livro de memórias de Kristi Bowman, *Journey to One: A Woman's Story of Emotional Healing and Spiritual Awakening (Viagem a um: a história de uma mulher sobre a cura emocional e o despertar espiritual)*, com discussões em torno da forma como ela venceu as probabilidades e recuperou com êxito da sua doença mental. A Sra. Bowman, fundadora do Center for Sacred Movement (um movimento que promove o apoio ao bem-estar através do ioga, de passeios na natureza e de outros meios naturais), forneceu pormenores sobre o seu percurso desde a depressão grave até à cura emocional através da terapia, do ioga e de retiros espirituais. Ela nasceu com uma fenda palatina e foi criada como Testemunha de Jeová. No final da adolescência, começou a ter graves problemas de saúde mental, incluindo ideação suicida, o que levou a inúmeras tentativas de suicídio. No seu livro de memórias, fala detalhadamente das suas tentativas de suicídio falhadas e da forma como a sua família, terapeuta e amigos ficaram frustrados com a sua incapacidade de progredir. Estudou psicologia por conta própria e descobriu que os seus problemas se deviam a uma molestação sexual em tenra idade, que tinha reprimido. Ela debateu-se com as suas crenças religiosas e relações familiares. Posteriormente, com o apoio dos seus amigos, amantes e terapeuta, bem como com um retiro espiritual em Teotihuacan, no México, conseguiu recuperar da sua grave doença mental. Ela relatou que, depois de ter tido fortes visões, finalmente experimentou a cura de que precisava (Kirkus Reviews, 2015). A Sra. Bowman pôde residir com a família entre as hospitalizações e não passou longos períodos de tempo num lar de adultos.

O tumulto emocional vivido por outros profissionais notáveis no domínio da saúde mental inclui *The Center Cannot Hold*, de Elyn R. Saks, e *An Unquiet Mind*, de Kay Redfield Jamison. Buckley (2014) descreve as experiências de Saks e Jamison como uma invasão recorrente e implacável das suas mentes racionais pela psicose. Aplaude a sua honestidade ao detalhar os seus horrores subjectivos e a falta de tratamento adequado que receberam. Ele adverte que o seu encontro com o sistema de saúde mental deve servir como um interesse para os psiquiatras examinarem as medidas terapêuticas eficazes que ajudaram estas mulheres a terem subsequentemente vidas produtivas e profissionais. À medida que conseguiram ultrapassar a sua psicose, utilizaram o seu dom intelectual e introspeção para contribuir para o campo da psicologia, escrevendo sobre as suas experiências. Embora inicialmente tenham negado a sua doença, o que é típico de muitas pessoas com diagnósticos psiquiátricos, acabaram por aceitar a perturbação como fazendo parte de si próprios, o que lhes proporcionou a cura. Elyn Saks é professora de direito, psicologia e psiquiatria e Kay Redfield Jamison é psicóloga clínica (Buckley, 2014). Ambas as mulheres experimentaram a cura emocional através da aquisição de competências para lidar com as suas psicoses. Embora não estivessem alojadas a longo prazo num lar de adultos, as suas experiências com doenças psiquiátricas são semelhantes às de muitos doentes mentais residentes em ambientes restritivos.

A cura emocional é benéfica para o bem-estar geral. O tratamento psiquiátrico é útil para ajudar os doentes mentais a expressarem-se de várias formas. Os adultos doentes mentais que se reintegram na comunidade têm várias opções de tratamento e uma oportunidade de cura emocional. Mesmo os clientes com doença mental crónica de longa duração têm a capacidade de receber cura emocional .

## Sociologia e saúde mental

Os seres humanos são seres sociais e anseiam pela socialização. Mesmo os doentes mentais que parecem socialmente retraídos, têm a necessidade de formar laços estreitos com os outros. Os clínicos devem reconhecer a necessidade de aumentar a socialização dos clientes com doença mental e proporcionar um ambiente que lhes permita satisfazer essa necessidade. Como a psicologia humanista se concentra na justiça e no bem-estar, fornecer apoio social aos clientes é ser justo com eles e promover o bem-estar.

Lawson (2016) examinou os trabalhos do psicanalista escocês R.D. Laing e a sua experiência de trabalho com doentes mentais na década de 1980. Ele postulou que Laing lutou para construir um relacionamento com pacientes esquizofrénicos como resultado do clima em que trabalhou, onde foi advertido contra falar com os pacientes. O tratamento era distanciado e não relacional. No entanto, à medida que Laing experimentava tratar os doentes de uma forma mais humana, obteve resultados positivos. Numa das experiências, um grupo de 11 pacientes retraídos recebeu um quarto com mobiliário confortável e duas enfermeiras, cujas funções eram apenas estar com os pacientes. No primeiro dia, os doentes tiveram de ser conduzidos para o quarto, mas no segundo dia estavam à espera que os deixassem entrar à porta e, posteriormente, foram vistos a saltitar e a saltar para o quarto. Isto é indicativo da sua necessidade de comungar num ambiente confortável e seguro, e da sua necessidade de criar laços com os outros, tornando-se assim mais sociáveis (Lawson, 2016). Este estudo foi realizado num ambiente com um rácio baixo de funcionários por cliente. Nos lares de adultos, os funcionários têm uma grande carga de trabalho e não podem ficar sentados com alguns residentes durante todo o dia.

**Estigma e doença mental**

Ostracizar as pessoas diagnosticadas com uma doença mental com a crença de que são indesejáveis ou perigosas pode levar esta população a não receber o apoio social de que necessita. Formar opiniões sobre uma pessoa com base num diagnóstico pode levar a pessoa a acreditar de facto que há algo errado com ela. Desde os tempos dos manicómios, a sociedade temia as pessoas com doenças mentais e rotulava-as como perigosas. Isto pode levar à discriminação e à falta de apoios comunitários disponíveis para esta população, especialmente para as pessoas que se reintegram na sociedade e precisam de navegar pelos apoios.

Gonzales, Chan e Yanos (2017) descreveram as crenças de certos grupos de pessoas que os levaram a estigmatizar as pessoas com um diagnóstico psiquiátrico. Eles postulam que há uma persistência de atitudes estigmatizantes em relação à doença mental no público em geral em uma variedade de culturas. Estas atitudes estão relacionadas com comportamentos discriminatórios. Para além disso, existe uma variação nas regiões do estigma comunitário relacionada com as taxas de estigma internalizado entre as pessoas com doença mental. As experiências de discriminação e o estigma internalizado podem ter implicações negativas para a recuperação e funcionamento da saúde mental entre as pessoas com doença mental. Nos Estados Unidos, tem-se verificado de forma consistente que a ideologia política liberal, o ensino superior e o género feminino tendem a estar associados a atitudes menos estigmatizantes, ao passo que há sugestões de que as minorias étnicas e os asiático-americanos, em particular, podem ser mais propensos a ter opiniões estigmatizantes (Gonzales et al., 2017). Algumas pesquisas demonstraram que níveis mais baixos de educação estão associados a menos conhecimento e familiaridade com a doença mental (Barczyk, 2015; Holman, 2015). Educar as pessoas sobre a doença mental é a chave para reduzir o estigma. Isto começa com a capacitação das pessoas com uma doença mental para construir a autoestima e combater a discriminação.

Embora muitas pessoas sejam a favor do tratamento adequado e do apoio social para pessoas com doença mental, bem como dos esforços para a desinstitucionalização, elas não estão dispostas a acolher essa população em seus bairros. Gonzales et al. (2017) postulam que as atitudes estigmatizantes continuam a prevalecer no público em geral, bem como nos níveis individual e de vizinhança. Realizaram um estudo que examinou a correlação demográfica e de vizinhança das atitudes estigmatizantes entre os membros da comunidade no Estado de Nova Iorque. Os dados foram retirados do inquérito Pulse of New York State Survey, que é um inquérito por marcação aleatória, com 806 residentes do Estado de Nova Iorque. Utilizaram informações demográficas, a escala de atitudes face à doença mental e as desvantagens do bairro, por código postal. Os resultados indicam que níveis mais elevados de educação concluída foram um fator de previsão de atitudes menos estigmatizantes. Níveis mais elevados de desvantagem na vizinhança previram atitudes mais estigmatizantes. A filiação política demonstrou a relação mais forte. Os nova-iorquinos com ideologia mais conservadora previram atitudes mais estigmatizantes (Gonzales et al., 2017). Este estudo não explorou especificamente a habitação apoiada nestas áreas. As unidades de alojamento apoiado podem situar-se em casas particulares ou edifícios residenciais. Os residentes do bairro podem não saber que uma pessoa que reside numa unidade de aluguer é beneficiária de serviços psiquiátricos.

O estigma das pessoas na sociedade pode levar ao estigma internalizado para as pessoas com doenças mentais. Link, Wells, Phelan e Yang (2015) afirmam que componentes importantes do estigma incluem a parte estigmatizada imaginar o que os outros podem pensar de um estatuto estigmatizado, antecipar o que pode acontecer numa interação com os outros e ensaiar o que fazer se algo indesejável ocorrer. Chamaram a estas relações imaginadas *estigma de interação simbólica* e acreditam que podem ter um impacto mesmo nos casos em que não ocorre a internalização de estereótipos negativos. No seu estudo com 65 participantes diagnosticados com uma doença mental, examinaram se as formas de estigma de interação simbólica estavam associadas ao afastamento, à autoestima e ao isolamento dos familiares, sem internalização do estigma e experiências de rejeição. Foram desenvolvidas ou adaptadas e administradas quatro medidas de auto-relato, incluindo: discriminação por desvalorização percebida, antecipação da rejeição, consciência do estigma e preocupação em manter-se. Os resultados das quatro medidas indicam que o estigma da interação simbólica era relativamente comum na amostra e um pouco mais comum do que a internalização do estigma. Além disso, as medidas de estigma de interação simbólica foram significativamente associadas ao afastamento, à autoestima e ao isolamento dos familiares, mesmo quando uma medida de internalização do estigma foi controlada estatisticamente. Os autores concluem que é potencialmente importante ter em consideração as formas de interação simbólica do estigma para compreender e abordar o estigma e as suas consequências. Em combate ao estigma, as pessoas devem estar cientes do estigma da interação simbólica para melhorar os objectivos de reabilitação (Link et al., 2015).

O estigma contra as doenças mentais pode levar a que as pessoas com perturbações psiquiátricas interajam menos com o ambiente social e tenham relutância em procurar tratamento. Wong, Collins, Cerully, Yu e Seelam (2017a) referem que o estigma da doença mental afecta desproporcionadamente os jovens, os homens e as minorias étnicas que procuram tratamento de saúde mental. Examinaram se os efeitos dos programas educativos baseados no contacto variam em função da idade, do sexo e da raça-etnia dos participantes. Um total de 4.122 participantes assistiu a um programa educativo baseado no contacto que foi conduzido como parte da iniciativa estatal para reduzir o estigma e a discriminação da doença mental na Califórnia. Foram aplicados inquéritos auto-administrados para avaliar as crenças, atitudes e intenções dos participantes relativamente às doenças mentais. O tratamento foi realizado imediatamente antes e depois da participação nos programas educativos baseados no contacto. Os resultados indicaram que todos os grupos exibiram mudanças significativas antes e depois na maioria dos domínios de estigma que foram avaliados. No entanto, os jovens adultos, as mulheres e os participantes asiáticos e latino-americanos registaram maiores melhorias em comparação com os adultos mais velhos, os homens e os brancos, respetivamente. Os investigadores acreditam que estes resultados sugerem que os programas educativos baseados no contacto têm a capacidade de conseguir reduções imediatas no estigma da doença mental numa variedade de grupos sociodemográficos. Além disso, os programas educativos baseados no contacto podem beneficiar os jovens adultos e as minorias étnico-raciais. (Wong et al., 2017a). Esta educação é pertinente para motivar as pessoas com doença mental a procurar tratamento e a manter o apoio social necessário.

**Socialização em ambientes residenciais**

Como os adultos mais velhos que residem na comunidade e os que residem em ambientes residenciais precisam de socialização para melhorar a saúde geral, é importante determinar qual grupo tem a oportunidade de aumentar a socialização. Scocco e Nassuato (2017) postulam que a qualidade de vida, especialmente as relações sociais, pode ser percebida de forma diferente de acordo com os ambientes residenciais versus vivendo na comunidade. Os autores realizaram um estudo comparativo com alguns participantes idosos. Eles examinaram uma amostra de 207 adultos idosos (135 moradores da comunidade e 72 residentes de lares de idosos) com o Mini Exame do Estado Mental (MMSE), a versão breve da Qualidade de Vida da Organização Mundial da Saúde (WHOQOL-BREF) e a Escala de Depressão Geriátrica (GDS). Os resultados do estudo indicam que houve uma correlação entre os sintomas depressivos e todos os domínios do WHOQOL-BREF. As variáveis que se correlacionaram com as condições de vida num lar de idosos foram a idade mais avançada, o sexo masculino, pontuações mais baixas no domínio físico e pontuações mais elevadas no domínio das relações sociais. A ideia de que há oportunidades de socialização em lares de idosos pode melhorar a perceção das pessoas sobre a qualidade de vida nessas instalações (Scocco & Nassuato, 2017).

Embora as pessoas com doenças mentais em ambientes residenciais socializem umas com as outras, são limitadas nas suas interações com indivíduos fora das instalações. Pode ser benéfico para elas ter a oportunidade de interagir com outras pessoas do exterior. Casey, Csiernik, Knezevic e Ebear (2017) acreditam que a interação social é importante para produzir oxitocina e melhorar o humor dos pacientes em ambientes institucionalizados. As interações sociais com animais também têm o potencial de satisfazer esta necessidade. Casey et al. (2017) afirmam que as interações humano-animal envolvem envolvimento sensorial, tátil e social que estimula a libertação de oxitocina. Durante o envolvimento humano-animal, a produção da hormona oxitocina é aumentada e tem efeitos neurológicos, biológicos, emocionais e sociais generalizados, incluindo a ligação, a confiança e o processamento social, ao mesmo tempo que diminui a ansiedade, o stress e a agressão. Os investigadores forneceram um questionário aberto de oito itens a todos os membros da equipa que trabalhavam numa unidade especializada em demência de um lar de longa duração na zona urbana de Southwestern, Ontário, onde foi recentemente concluído um estudo de intervenção assistida por animais. A unidade residencial albergava 160 indivíduos, muitos dos quais com um diagnóstico formal de demência e que se encontravam nas fases intermédia a tardia da doença. Os dados de base sobre os residentes foram recolhidos durante 2 semanas em 15 residentes, seguidos de 8 semanas de intervenção assistida por animais e depois de um período de recolha de dados de 3 semanas após a intervenção. Os residentes participaram em três sessões de 1 hora por semana durante o período de estudo com uma série de animais de quinta, incluindo uma ovelha, coelhos, galinhas e uma cabra. Os resultados do estudo revelaram um impacto positivo nos residentes e nos funcionários da instituição. O pessoal diurno referiu que os residentes estavam temporariamente mais empenhados durante o dia. Mesmo os residentes que frequentemente vagueavam e andavam de um lado para o outro nos corredores, passavam voluntariamente algum tempo a interagir e a socializar com os animais (Casey et al., 2017).

Embora seja importante conectar-se com os outros, as pessoas geralmente não procuram automaticamente a socialização com pessoas que não são familiares. Epley e Schroeder (2014) postulam que, embora a conexão com os outros aumente a felicidade, estranhos próximos rotineiramente se ignoram. Afirmam que a razão para tal se deve ao facto de a solidão ser uma experiência mais positiva do que a interação com estranhos ou de as pessoas compreenderem mal as consequências das ligações sociais distantes. Para examinar a experiência de estabelecer uma ligação com estranhos, deram instruções aos passageiros de comboios e autocarros para estabelecerem uma ligação com um estranho próximo, permanecerem desligados ou deslocarem-se normalmente. Descobriram que, em ambos os contextos, os participantes relataram uma experiência mais positiva quando se ligavam a outras pessoas do que quando não o faziam. Muitos ficaram surpreendidos com o resultado, pois previam que o encontro seria menos agradável do que a solidão. Outros também subestimaram o interesse dos outros em estabelecer uma ligação, o que, por sua vez, impede as pessoas de aprenderem as consequências reais da interação social. Os autores referem também que o prazer da ligação é contagioso e citam uma observação numa sala de espera de um laboratório. Observaram que os participantes com quem se falava tinham experiências tão positivas como os que eram instruídos a falar. Concluíram que os seres humanos são animais sociais e que aqueles que não compreendem as consequências das interações sociais podem, pelo menos em alguns casos, não ser suficientemente sociais para o seu próprio bem-estar (Epley & Schroeder, 2014). Ter interações positivas e criar laços através da socialização pode melhorar o bem-estar geral de uma pessoa.

Como seres sociais, os seres humanos precisam de socializar uns com os outros. Embora as pessoas possam pensar que são solitárias, têm demonstrado gostar de interagir com os outros. As pessoas com experiência vivida de doença mental num contexto residencial têm um contacto limitado com outras pessoas fora desse contexto. Os residentes de lares de adultos que transitam para a comunidade podem juntar-se a clubes sociais ou participar em redes sociais online uma vez transitados para a comunidade. Ter a capacidade e a oportunidade de estabelecer relações significativas com outras pessoas pode ser benéfico para a saúde geral de uma pessoa.

## Saúde mental e bem-estar

Ter uma saúde mental estável é uma parte importante do bem-estar geral de uma pessoa. Isto é importante para as pessoas que vivem com uma doença mental, bem como para os seus prestadores de cuidados formais e informais. Pode ser stressante e, por vezes, frustrante trabalhar com pessoas com perturbações psiquiátricas e os prestadores de cuidados podem ficar sobrecarregados e sofrer de esgotamento. Os ajudantes informais, como os membros da família, também podem manifestar frustração ao cuidar de entes queridos com uma perturbação psiquiátrica.

Uma saúde mental estável e o bem-estar geral são importantes para todos. Quer as pessoas com uma doença mental residam num ambiente institucional ou na comunidade, para os clientes, bem como para os cuidadores, a boa saúde é importante. Prilleltensky et al. (2015) desenvolveram e validaram uma escala de perceções de bem-estar em áreas-chave da vida. Desenvolveram a Escala I COPPE, que incorpora o bem-estar geral, bem como o bem-estar interpessoal, comunitário, ocupacional, físico, psicológico e económico. Afirmam que o bem-estar implica a satisfação com a vida como um todo e com domínios específicos, como a saúde, a situação económica e os relacionamentos. Keyes e Simões (2012) defendem que o bem-estar é um dos aspectos positivos últimos da vida, com valor intrínseco e extrínseco. Acreditam que o bem-estar está associado a uma série de resultados positivos, tais como menos problemas de saúde física e mental, relações mais significativas, maior esperança de vida e produtividade no trabalho, bem como menor risco de suicídio.

**Bem-estar dos clientes psiquiátricos**

Os clientes que apresentam sintomas psiquiátricos agudos e que necessitam de cuidados psiquiátricos imediatos continuam a valorizar a necessidade de um bem-estar geral estável. Murphy et al. (2017) realizaram um estudo para explorar as experiências de indivíduos admitidos no hospital involuntariamente ao abrigo da Lei de Saúde Mental de 2001 na República da Irlanda. Utilizaram um estudo descritivo qualitativo e entrevistaram 50 indivíduos que tinham sido internados involuntariamente num hospital. Os participantes foram submetidos a entrevistas semi-estruturadas face a face, cerca de três meses após a revogação da ordem de internamento involuntário. Os dados do estudo foram analisados através de um processo temático indutivo. Os participantes no estudo relataram experiências mistas no decurso da sua admissão no hospital. Expressaram tanto aspectos positivos como desafios.

Alguns participantes relataram sentir-se coagidos, sem poder e sem apoio em várias fases da admissão e destacaram o impacto a longo prazo da experiência no seu bem-estar psicológico (Murphy et al., 2017). As pessoas em lares de adultos não são admitidas involuntariamente e são livres de se retirarem a qualquer altura.

Murphy et al. (2017) relataram que alguns participantes também descreveram encontros com indivíduos que facilitaram uma abordagem colaborativa, informativa e compassiva ao longo do processo. Quatro temas-chave que surgiram de forma consistente ao longo do estudo são o facto de os participantes terem relatado que se sentiram encurralados e coagidos, que se sentiram desmobilizados e sem apoio, que a angústia induzida pela admissão foi induzida e que os encontros foram centrados na pessoa. Os autores concluíram que a educação e a formação contínuas de todas as partes interessadas nos princípios e práticas dos cuidados centrados na pessoa, a prestação repetida de informações acessíveis e o apoio emocional aos utilizadores dos serviços durante todas as fases da admissão involuntária são pertinentes para garantir o bem-estar dos doentes durante as admissões involuntárias. Além disso, justifica-se uma mudança de cultura para uma que minimize o impacto traumático da detenção forçada no bem-estar psicológico dos indivíduos (Murphy et al., 2017).

O bem-estar geral pode ter significados diferentes para vários grupos de pessoas. Com base nas normas culturais e no significado percebido da satisfação com a vida, o bem-estar geral dos brancos americanos pode ser diferente do dos asiático-americanos. Tang, Li, Rodgers e Ballou (2016) estudaram 43 pacientes asiático-americanos e 43 pacientes brancos não-hispânicos num hospital psiquiátrico parcial agudo. Todos os pacientes receberam tratamento cognitivo-comportamental (TCC) e medicação. O objetivo do estudo é determinar a eficácia do regime de tratamento no que diz respeito aos níveis de gravidade da depressão, ansiedade, bem-estar psicológico e qualidade de vida. Os resultados indicam uma melhoria significativa após o tratamento em todas as categorias de sintomas avaliadas, tanto para os doentes asiático-americanos como para os brancos. Os resultados mostram tendências ao longo do tratamento no sentido de uma maior diminuição dos sintomas de ansiedade entre os pacientes asiáticos, mas um maior aumento do nível de funcionamento entre os pacientes brancos. Os resultados do estudo fornecem apoio transcultural à TCC combinada com medicação como um tratamento eficaz em contextos de hospitalização parcial e sugerem que a eficácia de tais tratamentos é semelhante entre grupos culturais (Tang et al., 2016).

A satisfação geral com a vida e o bem-estar geral podem estar relacionados com os serviços que os clientes recebem enquanto pacientes internados em ambientes hospitalares. Uma vez que as estadias no hospital implicam frequentemente que os doentes e as suas famílias sofram quantidades substanciais de stress, o Inquérito de Avaliação do Consumidor Hospitalar dos Prestadores e Sistemas de Cuidados de Saúde (HCAHPS) identificou o item "os enfermeiros ouvem-no com atenção" como uma prioridade importante (Mitchell, Lavenberg, Trotta, & Umscheid, 2014). A relação entre o doente e o pessoal do hospital pode influenciar o bem-estar geral dos doentes. A satisfação está intimamente relacionada com as caraterísticas dos utentes, sendo que as interações enfermeiro-doente têm um impacto direto no nível de satisfação do doente, nos resultados clínicos e na retenção do doente nos casos em que é necessária a necessidade de reinternamento (Suhonen et al., 2012). DaSilva (2016) reconheceu o quão crucial é a relação clínico-paciente num contexto hospitalar, pelo que desenvolveu uma ferramenta para ser utilizada pelos enfermeiros quando fazem as suas rondas. A ferramenta ICARE é composta pelos enfermeiros: I - Introduzir, C - Cuidar, A - Avaliar, R - Tranquilizar e E - Ambiente, encorajando os enfermeiros a estarem atentos à forma como o seu comportamento pode afetar o bem-estar geral dos doentes. Definir o tom de um ambiente de cuidados é pertinente para reforçar uma relação positiva entre os enfermeiros e os doentes.

**Bem-estar dos prestadores de cuidados formais**

A prestação de cuidados a pessoas com doenças mentais pode ser desgastante, sobretudo para quem se encontra num ambiente hospitalar. O burnout pode ser muito elevado para esta população. Sallon, Katz-Eisner, Yaffe e Bdolah-Abram (2017) referiram que as consequências do stress para a saúde dos trabalhadores hospitalares e os custos associados ao absentismo e à elevada rotatividade aumentaram a necessidade de programas orientados para a redução do stress nesta população. Conceberam o programa "Caring for the Caregivers", uma abordagem multimodal de redução do stress concebida para abordar as numerosas dimensões do stress no pessoal hospitalar. É constituída por cinco componentes: *cognitiva, somática, dinâmica, emotiva e prática*, num formato flexível de oito meses. Examinaram 97 participantes em comparação com 67 controlos nas pontuações pré-pós do Maslach Burnout Inventory, do Job-Related Tension Index, da Perceived Stress Scale, da Productivity Scale, do General Health Questionnaire, do Positive and Negative Affect Schedule e das Visual Analogue Scales de 12 sintomas associados ao stress. Combinados com uma redução significativa das infecções respiratórias superiores e das visitas ao médico de família, os resultados do estudo sugerem que a disponibilização ao pessoal hospitalar de múltiplas técnicas para lidar com os factores de stress no trabalho frequentemente encontrados tem um impacto positivo na sua saúde e bem-estar e reduz significativamente o stress e o esgotamento nesta população (Sallon et al., 2017).

Cuidar de adultos mais velhos num ambiente residencial pode ser muito stressante para o pessoal. O pessoal dos lares de idosos presta cuidados num ambiente de elevado stress. Kandelman, Mazars e Levy (2017) examinaram o nível de burnout nos prestadores de cuidados em lares de idosos numa rede de cuidados de saúde em França e avaliaram potenciais factores de risco na população. Utilizaram um inquérito observacional para estudar o burnout nos prestadores de cuidados em lares de idosos. O inquérito foi utilizado para determinar o nível de burnout, utilizando o Maslach Burnout Inventory e potenciais factores de risco, e foi implementado de outubro de 2013 a abril de 2014. Foram entregues 360 questionários aos cuidadores de 14 lares da rede de saúde. A taxa de resposta foi de 37% (132/360), e 94% dos questionários foram analisados. Os resultados indicaram que a taxa de burnout dos cuidadores foi de 40%. Os factores de risco associados ao burnout foram a presença de protocolos institucionais como: anúncio de morte, avaliação da dor, trabalhar num estabelecimento com fins lucrativos e o antecedente de bullying por parte de um residente. Por outro lado, os factores mais negativamente associados ao burnout foram a prática de passatempos e o trabalho como enfermeiro. Os autores alertaram para o facto de o rastreio e a gestão dos factores de risco serem cruciais para a prevenção do burnout (Kandelman et al., 2017).

**Bem-estar dos prestadores de cuidados informais**

Enquanto os cuidadores em ambiente hospitalar e residencial sofrem de burnout ao cuidar de clientes mais velhos e com doença mental, os ajudantes informais também se debatem com a prestação de cuidados aos seus entes queridos em casa. Rosas-Santiago, Marvan e Lagunes-Córdoba (2017) afirmam que os cuidadores informais de pacientes psiquiátricos são vulneráveis a muitos distúrbios associados ao stress relacionado com a sua atividade. Eles relataram que os cuidadores que adaptam um estilo de enfrentamento focado na resolução de problemas relatam menos sofrimento psicológico. Este facto é benéfico para o prestador de cuidados e para o doente, uma vez que esta abordagem influencia positivamente o processo de recuperação do doente psiquiátrico. Os autores apresentaram uma escala adaptada e validada para medir as estratégias de coping activas e passivas utilizadas pelos prestadores de cuidados informais para enfrentar situações de stress diárias com doentes psiquiátricos. A escala tem como objetivo identificar a relação entre os estilos de coping dos cuidadores informais e o processo de recuperação dos doentes psiquiátricos. A escala foi administrada a uma pequena amostra de 122 cuidadores informais primários de doentes de duas instituições psiquiátricas no México. Os autores concluíram que, com base nos resultados do estudo, a escala poderia ser usada por profissionais de saúde e pesquisadores para gerar estratégias de apoio ao cuidador familiar, bem como para medir os resultados das intervenções (Rosas-Santiago et al., 2017).

Com base nas normas e costumes culturais, o stress de cuidar dos entes queridos, especialmente dos familiares mais velhos, pode manifestar-se de várias formas. Konerding et al. (2018) relataram que o fardo dos cuidadores informais pode se manifestar de maneiras diferentes em diferentes culturas. Eles afirmam que a compreensão dessas diferenças é importante para o desenvolvimento de medidas específicas da cultura destinadas a aliviar a carga do cuidador. Os autores procuraram examinar as diferenças entre

Cuidadores informais ingleses, finlandeses e gregos de pessoas com demência. Efectuaram uma análise secundária com dados de 36 prestadores de cuidados ingleses, 42 finlandeses e 46 gregos, obtidos com a forma abreviada da Burden Scale for Family Caregivers (BSFC-s) - uma escala de dez itens para avaliar a carga subjectiva total do prestador de cuidados num curto espaço de tempo. Os resultados do estudo indicam que os prestadores de cuidados ingleses têm uma tendência mais forte para subscrever itens que abordam deficiências no bem-estar individual. Os prestadores de cuidados finlandeses têm uma tendência mais forte para apoiar os itens que abordam o conflito entre as exigências resultantes da prestação de cuidados e as exigências resultantes da restante vida social. Os prestadores de cuidados gregos têm uma tendência mais forte para subscrever itens que abordam deficiências na saúde física. A implicação clínica sugere que as medidas para aliviar a sobrecarga do cuidador nestas três culturas devem abordar diferentes aspectos da vida dos cuidadores (Konerding et al., 2018).

O bem-estar geral é valorizado através da garantia de estabilidade mental, bem como de uma saúde física estável. Os clientes com um funcionamento corpo-mente equilibrado podem alcançar o bem-estar. Este é também o caso do pessoal remunerado que trabalha com os clientes e dos apoiantes informais. Os residentes de lares de adultos que transitam para habitações apoiadas esperam manter o seu bem-estar. Com os apoios disponíveis na comunidade, devem ser capazes de manter os seus cuidados pessoais e manter um funcionamento ótimo. A adesão às consultas médicas e psiquiátricas é essencial para a manutenção da estabilidade.

## Apoios comunitários

Os adultos mais velhos que transitam de ambientes residenciais, como lares de adultos e lares de idosos, para as suas próprias casas na comunidade necessitam de apoio. Esses apoios são importantes para uma transição bem-sucedida e para a prevenção de recaídas de problemas de saúde e subsequente readmissão nas instalações. Oelke et al. (2016) postulam que os desafios de saúde mental estão a aumentar para os adultos mais velhos. Mais de 20% dos idosos no Canadá relatam ter uma doença mental. Muitos indivíduos têm taxas mais elevadas de doenças crónicas, que incluem problemas de saúde mental como condições primárias e comorbilidades (por exemplo, depressão). Os idosos e os indivíduos com doenças físicas crónicas são identificados como sendo vulneráveis a problemas de saúde mental. A promoção da saúde mental e do bem-estar pode aumentar os factores de proteção, diminuir os factores de risco e abordar os determinantes sociais da saúde. Foi realizado um estudo de investigação em três comunidades rurais/semi-rurais no sul da Colúmbia Britânica, Canadá, centrado na saúde mental dos adultos mais velhos. Um dos objectivos do estudo consistia em identificar as necessidades dos adultos com 50 anos ou mais que sofriam de problemas de saúde mental. Outro era identificar os serviços e apoios actuais e examinar as lacunas. O objetivo final do estudo era identificar oportunidades de serviços e apoios integrados para esses indivíduos, seus cuidadores e organizações comunitárias (Oelke et al., 2016).

É importante que os decisores políticos das comunidades sejam informados dos serviços necessários para os destinatários. A formação dos indivíduos que têm a capacidade de criar estes serviços necessários dá-lhes a oportunidade de colmatar as lacunas nos serviços. Oelke et al. (2016) realizaram seis sessões de consulta em três comunidades rurais/semi-rurais. Em cada comunidade, uma sessão foi realizada com membros da comunidade com problemas de saúde mental e outra com representantes de organizações comunitárias. O estudo teve como objetivo identificar a importância de serviços e apoios integrados baseados na comunidade para adultos com 50 anos ou mais com problemas de saúde mental em comunidades rurais. Os resultados da informação recolhida seriam benéficos para os decisores e responsáveis políticos no desenvolvimento e prestação de novos serviços e apoios para esta população (Oelke et al., 2016).

De acordo com Oelke et al. (2016), os resultados do estudo identificaram seis temas inter-relacionados: falta de recursos; questões de acesso; pobreza; estigma; objetivo e sentido na vida; e factores que influenciam a saúde mental. A falta de recursos incluía financiamento, recursos humanos e serviços e apoios. Foi especificamente identificada a falta de colaboração e comunicação entre os profissionais de saúde, os paraprofissionais e os apoios comunitários. Os problemas de acesso comummente reconhecidos pelos participantes foram as longas listas de espera, a disponibilidade de serviços e apoios, o custo dos serviços privados, os transportes, as dificuldades em preencher a papelada para os serviços e os critérios de elegibilidade para os serviços (por exemplo, a necessidade de ter um diagnóstico para obter um serviço). A pobreza foi identificada como um fator importante e incluiu a habitação, o rendimento e o equilíbrio entre as necessidades e as finanças (por exemplo, medicamentos ou alimentos). O estigma também foi identificado como uma preocupação comum entre os participantes. Os participantes também discutiram a contribuição da falta de objetivo e de sentido na vida, que foi particularmente evidente neste grupo etário. A reforma, o facto de os filhos terem saído de casa e a falta de desafios cognitivos contribuíram para o sentimento de não serem valorizados. Por último, os participantes discutiram factores que influenciam a saúde mental nas suas comunidades. Estes incluíam o trauma, o isolamento, o stress e a auto-medicação ou o consumo de substâncias devido à falta de serviços e apoios disponíveis (Oelke et al., 2016). A existência de apoios adequados na comunidade para colmatar estas lacunas nos serviços é importante para que os clientes mantenham a sua saúde geral e permaneçam numa habitação independente na comunidade.

É importante o apoio da comunidade no domínio da habitação para garantir que os doentes mentais tenham uma habitação estável e a preços acessíveis. Uma vez assegurada a habitação, a coordenação dos cuidados por um gestor de caso para ligar o cliente aos serviços pode ser inestimável. É necessário explorar os apoios comunitários, tais como o tratamento contínuo da saúde mental, os cuidados médicos, o apoio emocional/social, os benefícios financeiros e a formação profissional. Estes são apoios necessários para ajudar os doentes mentais, especialmente os adultos mais velhos, a manter a estabilidade na comunidade.

Os adultos mais velhos que residem em lares de adultos recebem muitos serviços necessários no local, no entanto, a mudança para uma habitação independente na comunidade pode colocar alguns desafios no envolvimento em serviços comunitários. A transição desta população para habitação apoiada dá-lhes a oportunidade de receber habitação a preços acessíveis (30% do seu rendimento paga a renda) e serviços de gestão de casos. Yanos et al. (2012) afirmam que os programas de habitação para pessoas com doenças mentais graves têm como objetivo maximizar a integração na comunidade. Estavam interessados em saber como é que os residentes em habitações apoiadas se comparavam com outros residentes da comunidade em comunidades socialmente desfavorecidas onde as habitações apoiadas estão frequentemente localizadas. Realizaram um estudo com 124 adultos (60 consumidores de saúde mental e 64 outros residentes da comunidade) que residiam em códigos postais designados no Bronx, Nova Iorque. Os participantes foram submetidos a medidas de sintomas psiquiátricos, consumo de substâncias, integração física na comunidade (participação em actividades locais), integração social (interações com membros da comunidade) e cidadania (ativismo político ou voluntariado) (Yanos et al., 2012).

A integração na comunidade das habitações apoiadas é comparada com a dos residentes com doenças mentais que vivem na comunidade sem habitações apoiadas. Yanos et al. (2012) relataram que os resultados do seu estudo indicam que os consumidores de saúde mental que vivem em habitações independentes apoiadas tiveram pontuações significativamente mais baixas em indicadores de integração objetiva na comunidade do que outros membros da comunidade. No entanto, as diferenças eram relativamente pequenas. Entre os consumidores de saúde mental, a raça afro-americana, a educação e o tempo de residência atual foram associados a uma melhor integração na comunidade (Yanos et al., 2012). À medida que a tendência para colocar os residentes de lares de adultos em habitações apoiadas continua, uma área em que os planeadores de alta devem concentrar-se é a integração na comunidade.

Os adultos mais velhos que residem na comunidade devem planear antecipadamente as situações de fim de vida. Tripken, Elrod e Bills (2018) denominaram o planeamento antecipado de cuidados (PCA) como um processo complexo e dinâmico de discussão, tomada de decisão e documentação sobre os cuidados no fim da vida. Realizaram um estudo que teve como objetivo avaliar o conhecimento, as atitudes e as crenças sobre o ACP entre adultos mais velhos, com base no status socioeconómico. Foi utilizado um desenho de inquérito transversal para examinar indivíduos com 55 anos ou mais. Todos eles residem numa vida independente, alguns numa comunidade de cuidados continuados independente e acessível e outros numa comunidade de cuidados continuados independente e elegível de elevado rendimento (HIE). Foi aplicado um inquérito de 61 itens a 77 adultos mais velhos. Os resultados indicam que foram registados níveis mais elevados de conhecimento e envolvimento em ACP na comunidade HIE em comparação com a comunidade de habitação a preços acessíveis. Essas descobertas fornecem informações sobre a influência das forças contextuais que incentivam e apoiam a ACP (Tripken et al., 2018).

O conhecimento da necessidade de assistência para esta população apoia a ideia de que os adultos mais velhos em áreas socioeconómicas mais baixas precisam de apoio adicional para ajudar a planear os seus cuidados avançados. De um modo geral, as pessoas com doenças mentais, e especialmente os adultos mais velhos, necessitam de assistência na comunidade para apoiar a sua independência. O acompanhamento do tratamento médico, a assistência financeira, a ligação à socialização, a alimentação adequada e o transporte também são importantes para o seu funcionamento geral na comunidade.

**Coordenação de cuidados**

Os utentes com doença mental identificaram a compartimentação dos serviços como uma das principais preocupações na navegação pelos serviços na comunidade. Pode ser benéfico ter um gestor de caso designado para o destinatário para coordenar os serviços tão necessários na comunidade. Os gestores de caso podem fornecer ligações a uma vasta gama de serviços de apoio, incluindo saúde mental, cuidados médicos, actividades diurnas e apoio financeiro.

A gestão de casos foi introduzida nos serviços de saúde mental na década de 1960, nos Estados Unidos, na sequência da desinstitucionalização de pessoas com doenças mentais de hospitais psiquiátricos estatais para residirem na comunidade (Wong et al., 2017b). O papel dos gestores de casos consistia em proporcionar a ligação aos serviços comunitários para esta população. O objetivo dos gestores de casos era melhorar a continuidade dos cuidados na comunidade, ligando-os aos serviços necessários, e melhorar a sua qualidade de vida global na comunidade (Stanhope, 2013). A introdução da gestão de casos para ajudar os clientes na comunidade levou a uma redução da gravidade dos sintomas para os clientes diagnosticados com uma doença mental grave (Kim et al., 2015).

Wong et al. (2017b) realizaram um grupo de discussão com 47 clientes e 19 cuidadores de uma clínica de saúde mental ambulatória em Singapura para examinar as suas perspectivas sobre a gestão de casos fornecida pelo Programa de Intervenção Precoce na Psicose de Singapura (EPIP). Do grupo de discussão emergiram 11 temas, incluindo: aliança terapêutica, monitorização holística, papel colaborativo com outros prestadores de tratamento, aconselhamento e orientação para os utentes, gestão de crises, papel de ponte, cuidados centrados no utente, capacitação e fortalecimento do utente, psicoeducação sobre a doença mental, bem como apoio e resolução de problemas (Wong et al., 2017b). Receber feedback dos destinatários dos serviços e dos seus cuidadores é pertinente para orientar a melhoria dos serviços . Os adultos mais velhos que estão a ser transferidos dos lares de adultos podem não ter apoio familiar para falar por eles. É importante que haja uma evolução contínua dos serviços prestados aos clientes.

Os serviços de gestão de casos são úteis a várias populações para ajudar na integração na comunidade. Montgomery, Cusack e Gabrielian (2017) exploram os serviços de gestão de casos para veteranos que passam de habitações de apoio para habitações independentes. Utilizaram uma mistura de dados qualitativos do pessoal das habitações de apoio e inquéritos a 445 veteranos dos Estados Unidos que viveram em habitações de apoio durante pelo menos 600 dias. Os investigadores concluíram que a frequência das visitas dos gestores de caso, uma relação de confiança entre os veteranos e os seus gestores de caso e o facto de os participantes receberem uma indemnização relacionada com a deficiência em que incorreram durante o serviço militar estavam todos associados à transição da habitação de apoio para a habitação independente (Montgomery et al., 2017). A gestão de casos, em combinação com outros factores, foi útil para os veteranos que transitaram da habitação de apoio para uma vida mais independente. Muitos veteranos têm um historial de funcionamento independente na comunidade e só ficam incapacitados após o serviço militar. Os adultos mais velhos que transitam para uma vida independente podem não ter um historial de independência e, se o tiveram, pode ter sido há mais de uma década, quando muitos recursos na comunidade eram diferentes dos actuais.

## Tratamento de saúde mental

O acompanhamento contínuo com cuidados psiquiátricos é vital para os clientes diagnosticados com uma doença mental grave. Negligenciar o tratamento de saúde mental pode levar a descompensação psiquiátrica e subsequente hospitalização psiquiátrica para estabilização. Os clientes que são hospitalizados psiquiatricamente correm o risco de perder os apoios que tinham na comunidade, incluindo a habitação, o emprego, a perda de contacto com a família e os amigos e os benefícios financeiros para as pessoas que residem na comunidade.

A falta de adesão ao tratamento de saúde mental tem impacto nos utentes, nos prestadores de cuidados e na economia. A fraca adesão aos medicamentos antipsicóticos por parte dos beneficiários de cuidados psiquiátricos limita a sua eficácia e conduz a um maior risco de recaída e a maiores custos públicos globais (Predmore, Mattke, & Horvitz-Lennon, 2015). A prescrição de um medicamento antipsicótico injetável de ação prolongada pode ser uma opção viável para aumentar a adesão e reduzir as despesas de saúde dos doentes mentais com um historial de não adesão à medicação (Lin, Wong, Offord, & Mirski, 2013). Alguns factores de risco associados à não adesão à medicação incluem uma fraca perceção da doença psiquiátrica e atitudes negativas em relação aos medicamentos antipsicóticos (Sendt, Tracy, & Bhattacharyya, 2015).

As doenças mentais são por vezes co-mórbidas com o abuso de substâncias. O tratamento de ambas as perturbações é importante para a estabilidade psiquiátrica. Angelo et al. (2013) examinaram o impacto das variáveis demográficas, da gravidade da toxicodependência, da gravidade psiquiátrica e da utilização de serviços no desempenho dos destinatários no tratamento.

Utilizaram uma amostra de 96 pessoas para testar a duração mais longa da abstinência num programa de intervenção de gestão de contingências (CM) de 12 semanas. Os resultados indicam que os indivíduos com baixos níveis de consumo de estimulantes e de gravidade psiquiátrica, e os que participam ativamente nos serviços, têm maior probabilidade de serem bem sucedidos numa intervenção típica de MC (Angelo et al., 2013). Alguns adultos mais velhos com doenças mentais que tiveram alta dos lares de adultos para a comunidade podem ter um historial de consumo de substâncias e estar atualmente em recuperação. Para aqueles com uso atual, que vivem num ambiente supervisionado com pessoal no local, é muito provável que a intervenção tenha sido posta em prática.

A manutenção do tratamento psiquiátrico é importante para que os clientes com doenças mentais permaneçam estáveis na comunidade. Os clientes que residem num lar para adultos com medicação supervisionada por pessoal no local devem manter o tratamento na comunidade. A participação nas sessões de psicoterapia também é importante. Ajudar a cumprir o tratamento é uma das funções do coordenador de cuidados, que pode fornecer lembretes e ligações a prestadores de tratamento e farmácias para a entrega de medicamentos. Recursos como a criação de lembretes em calendários, alarmes em telemóveis ou o fornecimento de lembretes aos dispensadores de medicamentos são meios para o cumprimento do tratamento na comunidade.

**Apoio médico**

Os indivíduos diagnosticados com uma doença mental são mais propensos a determinadas doenças médicas. O acompanhamento com os prestadores de cuidados primários é importante para garantir uma saúde óptima. Os exames regulares podem ser afectados pela falta de cobertura de seguro médico. Ter um seguro médico adequado, como o Medicaid e o Medicare, é importante para as pessoas que não podem pagar um seguro privado. Os serviços de gestão de casos podem ser utilizados para completar a documentação necessária para se candidatar a estes benefícios governamentais.

Os prestadores de cuidados de saúde mental devem ter conhecimento do diagnóstico médico de um cliente e vice-versa. Isto é especialmente importante no contexto da prescrição de medicamentos para evitar contra-indicações. Boehlen et al. (2017) afirmam que a avaliação e o apoio dos recursos pessoais de pessoas frágeis ou doentes mentais ou de indivíduos com necessidades complexas de cuidados de saúde devem ser integrados no processo terapêutico. Essa colaboração de serviços beneficiaria o cliente e os prestadores de serviços. As desvantagens e a redução da capacidade de funcionamento experimentadas por indivíduos com doenças mentais graves podem levar ao aumento de comportamentos não saudáveis, à redução da participação em actividades relacionadas com o bem-estar e à morbilidade e mortalidade prematuras (Price, Khubchandani, Price, Whaley, & Bowman, 2016).

O apoio médico contínuo é importante para a saúde em geral. Nath, Wong, Marcus e Solomon (2012) afirmam que as pessoas com deficiências psiquiátricas correm um maior risco de comorbilidade médica, e investigações anteriores sugerem que estas pessoas podem subutilizar os serviços de saúde. Em resposta a este facto, realizaram um estudo que examinou o impacto do envolvimento em serviços de reabilitação psiquiátrica, incluindo a gestão de casos, na utilização de serviços de saúde gerais. Os participantes eram 2.150 pessoas de Filadélfia com deficiências psiquiátricas envolvidas em habitação apoiada. Foram controladas as caraterísticas demográficas e clínicas. Os resultados do estudo indicaram que os residentes de habitações apoiadas que recebiam gestão de casos, juntamente com o contacto semanal com serviços de apoio residencial, visitavam um médico de clínica geral com mais frequência do que os que tinham menos serviços de apoio. Concluíram que os serviços de reabilitação psiquiátrica prestados a pessoas no contexto de habitações seguras e económicas podem representar um mecanismo importante para permitir que as pessoas com perturbações psiquiátricas acedam aos cuidados médicos necessários (Nath et al., 2012). Este estudo examinou clientes com doença mental que viviam em habitações apoiadas há algum tempo. Os indivíduos que estão a transitar de um ambiente supervisionado, onde os cuidados médicos são prestados no local, podem colocar um conjunto diferente de desafios, uma vez que os beneficiários podem não estar motivados para sair de casa e ir a consultas na comunidade.

A descompensação psiquiátrica ou a falta de capacidade de acesso aos cuidados de saúde pode levar a que os doentes mentais negligenciem a sua saúde física. Dado que esta população está exposta a uma série de problemas de saúde, é importante efetuar exames médicos regulares e acompanhar atempadamente os diagnósticos. Os prestadores de cuidados desempenham um papel importante na ligação dos utentes aos tratamentos e na ajuda à obtenção de cobertura médica adequada. Uma saúde mental e médica estável é importante para o bem-estar geral de uma pessoa.

**Apoio emocional/social**

Os idosos que residem em lares para adultos e que estão a transitar para a comunidade necessitam de apoio emocional e social. Normalmente, procuram reencontrar os seus entes queridos para reconstruir a sua rede social. Ter apoios na comunidade é importante, pois permite um sentimento de pertença. Os prestadores de cuidados e os gestores de casos devem estar conscientes do impacto que a renovação das relações tem no cliente e nas outras pessoas do seu meio social. Os factores desencadeantes do passado podem ressurgir, provocando stress no cliente e nos membros da família.

Com a permissão do cliente, fornecer psicoeducação a outras pessoas do círculo social imediato do cliente pode ser benéfico para o bem-estar de todos os envolvidos. Os serviços de saúde precisam de envolver toda a família, o que inclui a organização de informações adequadas à idade das crianças e a facilitação de reuniões com outras pessoas com experiências semelhantes (Krumm et al., 2013). Os adultos mais velhos que podem ter sido afastados dos seus filhos devido ao facto de estarem internados em hospitais e depois transferidos para lares de adultos podem desejar reuni-los. Os médicos devem estar cientes da perspetiva das crianças sobre como esta nova relação irá afetar as suas vidas. As experiências dos pais podem influenciar a qualidade de vida dos filhos, especialmente nos casos em que os pais sofrem de doença mental grave (Bee, Berzins, Calam,

Pryjmachuk, & Abel, 2013). Uma comunicação adequada entre pais e filhos seria benéfica para ambos, o que pode ser abordado na terapia familiar.

Os adolescentes têm especial dificuldade em lidar com um progenitor com problemas de saúde mental.

À medida que se debatem com a sua identidade e se encontram no mundo, têm também de lidar com um cuidador que está a lutar para manter a estabilidade. Nilson, Gustafsson e Jenholt Nolbris, (2015) salientaram que existem várias preocupações em relação às crianças que vivem com um progenitor que sofre de uma doença mental. Postulam que, nessas circunstâncias, os profissionais de saúde precisam de envolver toda a família no tratamento da saúde mental. Realizaram um estudo qualitativo com sete mulheres jovens, com um progenitor doente mental, para investigar as suas experiências. Dois temas que prevaleceram no estudo incluem "um mundo diferente" e "uma vida cheia de emoções". As participantes referiram que os amigos não sabem que os pais estão doentes e que elas têm de assumir a responsabilidade pelos problemas que ocorrem em casa. Uma parte do estudo consistiu na formação de um grupo de apoio entre os sete participantes, o que revelou resultados positivos, uma vez que afirmaram que as reuniões influenciaram a sua vida quotidiana enquanto jovens adultos. No entanto, relataram sentir-se diferentes dos outros jovens (Nilson et al, 2015). Este estudo evidenciou as dificuldades dos adolescentes em viver com um progenitor com uma doença mental. Para os adultos com doença mental que regressam à comunidade e tentam restabelecer a ligação com os filhos adultos, devem ser consideradas outras variáveis, incluindo o facto de os filhos poderem ter agora as suas próprias famílias, ou poderem estar a guardar sentimentos de problemas não resolvidos no passado.

A reunificação da família e dos amigos pode ser importante para a reintegração dos doentes mentais na comunidade. No entanto, muitos adultos mais velhos podem ter perdido o contacto com muitas pessoas que outrora conheceram. Nalguns casos, as alianças passadas podem não querer reunir-se com o cliente. É agora da responsabilidade dos clínicos e gestores de caso ajudá-los a explorar outro apoio emocional/social. A utilização de clubes de socialização e o apoio dos pares podem ser áreas a explorar para esta população.

**Apoio financeiro**

Os idosos que residem em lares para adultos são geralmente sustentados por benefícios da segurança social, um plano de reforma ou benefícios de veteranos. A maior parte do seu rendimento destina-se a pagar o alojamento e a alimentação no estabelecimento. Os residentes recebem normalmente um pequeno subsídio para necessidades pessoais da casa de repouso numa base mensal, que é normalmente o montante restante após o pagamento das taxas da casa de repouso. Os residentes que se mudam para a comunidade terão mais dinheiro disponível, no entanto, isso também significa mais contas para pagar. Ao residir numa habitação apoiada, os residentes serão responsáveis pelo pagamento de 30% do seu rendimento para a renda. O restante dinheiro deve poder cobrir os custos de eletricidade, telefone, transporte, medicamentos, alimentação e entretenimento.

A maioria dos clientes dos lares para adultos depende das prestações da segurança social como única fonte de rendimento. Não ter recursos financeiros adequados pode levar à negligência noutras áreas da vida. Existe uma ligação entre o estatuto socioeconómico, que inclui a segurança financeira, e os resultados relacionados com a saúde (Woolf et al., 2015). Como muitos americanos optam por renunciar ao casamento, os adultos mais velhos alteraram o padrão de utilização de vários programas federais, como a Segurança Social (Iams & Tamborini, 2012). As taxas de pobreza dos americanos mais velhos ultrapassaram a marca dos 30% ainda em 1959, que era de longe o grupo etário mais elevado do país na altura (Quinn e Cahill, 2016). Dado que a população sénior está novamente a aumentar nos Estados Unidos, os gestores de casos devem trabalhar com os adultos mais velhos para garantir que recebem todos os benefícios a que têm direito, para assegurar que têm as suas necessidades satisfeitas na comunidade.

Sabendo-se que os recursos da segurança social estão a ser drenados, existe uma preocupação quanto ao seu esgotamento, e estão a ser lançadas ideias sobre a forma de manter esta prestação para garantir que haja o suficiente para as pessoas que ainda não atingiram a idade da reforma. Quinn e Cahill (2016) afirmam que os indivíduos mais velhos estão mais expostos ao risco de mercado e que são mais vulneráveis à insegurança financeira do que as gerações anteriores. Afirmam que, uma vez que a segurança do rendimento na reforma exige agora frequentemente que os americanos continuem a trabalhar mais tarde, certas populações ficam vulneráveis. Estas incluem as pessoas com deficiência, os idosos, as mulheres solteiras e os indivíduos com um historial de trabalho intermitente. Afirmam que os legisladores podem optar por proteger estas populações e propõem que o público promova a poupança desde uma idade precoce e elimine as barreiras que desencorajam o trabalho dos adultos mais velhos. Sugerem também a educação em torno do adiamento do recebimento dos benefícios da segurança social (Quinn & Cahill, 2016). As ideias de promover a poupança numa idade precoce e de permitir que os adultos mais velhos continuem a trabalhar são boas ideias, mas não abordam a questão imediata dos actuais adultos mais velhos doentes mentais que dependem do rendimento limitado da segurança social.

Os adultos mais velhos com doenças mentais que transitam de lares de adultos para casas de apoio enfrentam desafios financeiros. O facto de dependerem dos benefícios da segurança social permite-lhes ter um rendimento fixo que tem de ser bem orçamentado. Os serviços públicos, a alimentação, a medicação e o transporte são apenas algumas das despesas em que incorrem na comunidade. Com os benefícios da segurança social numa posição precária, os gestores de casos devem ajudar a população a explorar outras fontes de rendimento. **Formação profissional e emprego**

O regresso dos adultos mais velhos ao trabalho não é uma realidade invulgar na sociedade americana. Como o custo de vida em algumas zonas é bastante caro, os idosos podem adiar a reforma ou voltar a trabalhar depois da reforma para terem um salário que complemente a sua reforma ou o rendimento da segurança social. Normalmente, é difícil para os idosos encontrar um emprego numa área profissional competitiva, uma vez que os empregadores preferem contratar pessoal mais jovem. Outra razão pela qual os idosos podem procurar formação profissional ou emprego é para aprenderem novas competências ou manterem as que já adquiriram para se manterem física e mentalmente activos. As formações, como a aprendizagem do computador, podem ser atractivas para os idosos que se reintegram na comunidade, uma vez que podem não ter tido a oportunidade de aprender no passado.

Quando os indivíduos que vivem com uma doença mental grave tentam reintegrar a força de trabalho, muitas vezes só estão qualificados para empregos mal pagos, que não têm benefícios, no mercado de trabalho secundário (Pratt et al., 2014; Waynor et al., 2016). A maioria das pessoas que vivem com uma doença mental grave tem um historial de trabalho intermitente, o que as coloca numa posição em que perdem a ligação à força de trabalho e, subsequentemente, desenvolvem uma identidade que está relacionada com o seu estatuto de pessoa que recebe serviços de saúde mental (Waynor, Gill, Reinhardt-Wood, Nanni, & Gao, 2018). As pessoas que vivem com uma doença mental podem procurar oportunidades profissionais para retomar as actividades diurnas para estimular o seu corpo e mente. Muitas pessoas que vivem com uma doença mental têm uma vida quotidiana enervada, com muito poucas actividades significativas e um estilo de vida sedentário (Eklund, Tjornstrand, Sandlund, & Argentzell, 2017). Ter a motivação para trabalhar ou envolver-se em formação profissional é benéfico para os clientes idosos com doença mental, no entanto, geralmente são-lhes oferecidos empregos mal pagos devido ao seu escasso historial de trabalho e à sua idade.

Por vezes, é necessário trabalhar para que os idosos possam satisfazer as suas necessidades básicas. Para aqueles que não estão envolvidos em habitação apoiada, são por vezes qualificados para opções de habitação de baixo rendimento. No entanto, mesmo assim, nem sempre têm a certeza de que conseguirão pagar a sua casa. Perry et al. (2015) relataram um bairro em Detroit onde os idosos são forçados a abandonar as suas casas. Afirmaram que várias unidades de habitação para idosos subsidiadas pelo Departamento de Habitação e Desenvolvimento Urbano dos EUA (HUD) no centro de Detroit foram convertidas em apartamentos a preços de mercado. Em consequência deste novo empreendimento, os residentes idosos foram desalojados das suas casas. Muitos destes idosos viveram nas suas casas durante décadas e outros cidadãos idosos estão preocupados com a possibilidade de isto acontecer nos seus bairros, à medida que Detroit avança com os seus esforços de revitalização (Perry et al., 2015). Embora as habitações da HUD sejam diferentes das habitações apoiadas, a localização de unidades de arrendamento a preços acessíveis para pessoas em habitações apoiadas encontra-se geralmente em áreas com um estatuto socioeconómico mais baixo. O estudo centrou-se nos idosos em habitações de baixo rendimento e não na gentrificação das zonas onde se situam as habitações apoiadas.

Os adultos mais velhos que transitam de lares para casas de apoio necessitam de uma série de apoios na comunidade. Desde a estabilidade da habitação, serviços contínuos de saúde mental, acompanhamento médico, apoio socio-emocional, recursos financeiros e formação profissional/emprego, esta população necessita de assistência para navegar pelos apoios comunitários. Receber gestão de casos

Os serviços de coordenação dos cuidados e de ligação do cliente aos recursos disponíveis são cruciais para garantir a adesão às consultas e a manutenção do funcionamento geral.

## Custos associados à desinstitucionalização

A transição de utentes idosos com doença mental de um lar de adultos para uma habitação apoiada na comunidade implica a análise do custo financeiro para os contribuintes. Uma vez que a maioria dos utentes depende da segurança social e dos benefícios do Medicaid, o público pode ter interesse em saber se este projeto é rentável. Outro custo a considerar na desinstitucionalização é a ideia de retirar os utentes com doenças mentais de um contexto com pessoal no local 24 horas por dia e colocá-los num contexto em que são visitados semanalmente por um gestor de caso e mensalmente por pessoal da habitação apoiada.

Após uma pesquisa exaustiva em bases de dados como PsycINFO e PsycARTICLES, não foi possível encontrar nenhum artigo, nos últimos cinco anos, sobre o custo de alojar doentes mentais em lares para adultos. Como os lares de adultos prestam uma vasta gama de serviços no local, incluindo médicos, psiquiátricos, de saúde comportamental e recreativos, é provável que estes serviços estejam a ser facturados ao prestador de cuidados médicos dos residentes. É provável que a Medicaid seja a principal seguradora desta população e que a segurança social seja a principal fonte de rendimento. Determinar o custo financeiro para os contribuintes é um dos objectivos deste estudo.

A colocação de doentes mentais na comunidade pode ser arriscada. É pertinente que os clínicos avaliem os clientes para garantir a estabilidade psiquiátrica antes da integração na comunidade. Scott (2015) analisou o caso de uma pessoa psiquiatricamente doente na Austrália que estava ativamente psicótica quando teve alta e ficou ao cuidado de um amigo. O cliente matou o amigo mais tarde, no mesmo dia da alta (Scott, 2015). Os clientes que transitam para a comunidade a partir de lares de adultos são relativamente mais estáveis do que os clientes que recebem alta de uma enfermaria psiquiátrica. É efectuada uma avaliação exaustiva

para determinar a estabilidade psiquiátrica, e são recomendados os serviços comunitários necessários antes da alta para a comunidade.

A transição de pessoas com doenças mentais de lares de adultos para habitações apoiadas na comunidade envolve gastos com avaliação, coordenação de cuidados e apoios na comunidade. A literatura examinada pelo autor não incluía a quantidade de dinheiro gasto com pessoas com doença mental que residem em lares para adultos. Esta questão será explorada no presente estudo. Outro custo do esforço de desinstitucionalização é o risco de colocar os utentes com doença mental, após anos de vida supervisionada, em habitações independentes.

## Implicações para a justiça social

Independentemente do custo financeiro ou de segurança da colocação de pessoas com doença mental em habitações apoiadas, o direito e a liberdade de escolha dos clientes devem ser tidos em consideração. A ação colectiva Olmstead v. L.C., 527 U.S. 581, intentada perante o Supremo Tribunal dos Estados Unidos em 1999, relativa à discriminação de pessoas com deficiência mental (Johnson-Kwochka, Bond, Becker, Drake, & Greene, 2017) não pode ser ignorada. Os residentes que preencham os critérios para residir no ambiente mais integrado da comunidade devem ter a possibilidade de o fazer.

Apesar da decisão do Supremo Tribunal em 1999, as atitudes gerais do público em relação à doença mental não mudaram muito nos últimos anos. Gumber e Stein (2013) examinaram 69 relatos publicados na primeira pessoa, escritos por adultos diagnosticados com esquizofrenia. Os escritos abrangeram o período de 1979-2010. Encontraram cinco categorias de conteúdo, incluindo: as conceptualizações dos autores sobre a esquizofrenia, as suas experiências com hospitalização psiquiátrica, medicamentos, lidar com o estigma social e alcançar e manter papéis sociais valorizados. Os resultados indicam que, à exceção do estigma social, a frequência dos tópicos nas categorias de conteúdo não se alterou apesar da década e do correspondente movimento de saúde mental (Gumber &

Stein, 2013). O estudo não analisou os relatos em primeira pessoa à luz da desinstitucionalização, pois os escritos foram até 2010, antes do início do processo de transição que começou em Nova Iorque em 2014.

A defesa dos clientes com uma doença mental, incluindo a sua capacitação para lutar contra o estigma, está a ajudá-los a alcançar alguma justiça social. Karni-Vizer e Salzer (2016) examinaram a violência verbal, tanto falada como escrita, sofrida por indivíduos diagnosticados com doenças mentais graves. Recrutaram cinquenta participantes diagnosticados com transtorno do espetro esquizofreniforme, bipolar ou depressivo maior em agências de saúde mental ambulatoriais.

Os clientes relataram as suas experiências com oito tipos de violência verbal, incluindo: menosprezar, insultar, chamar nomes, provocar/embaraçar, ameaçar, amaldiçoar ou gritar. Os clientes relataram que as experiências mais comuns foram ser chamados de nomes, menosprezados e insultados, gozados ou envergonhados na frente de outras pessoas. Os principais agressores foram os amigos e os pais. Os autores propõem que novas intervenções que previnam, reduzam e eliminem esses tipos de violência também podem ser benéficas (Karni-Vizer & Salzer, 2016). Lidar com o estigma e os insultos dos familiares e amigos pode ser menos difícil do que lidar com a discriminação dos membros da comunidade. Comportamentos como a recusa de alojamento e emprego com base na idade e no facto de ter uma doença mental requerem esforços de justiça social para garantir que este grupo oprimido seja tratado de forma justa.

Os doentes mentais que estão a ser institucionalizados são, na sua maioria, indivíduos marginalizados e oprimidos, sem capacidade para se defenderem a si próprios. A sociedade tem a responsabilidade de proteger os direitos desta população e de assegurar que as suas vozes são ouvidas. Uma vez que esta população começou a ganhar poder de auto-advocacia, apresentou uma petição ao Supremo Tribunal para residir no ambiente mais integrado possível para se reintegrar na comunidade. À medida que a medicina geral muda o ponto de vista do paternalismo e passa a dar mais ênfase à escolha e à autonomia dos pacientes, discute-se se a legislação convencional em matéria de saúde mental deve ser substituída por um modelo que se centre na capacidade da pessoa para tomar decisões relativas ao seu bem-estar (Szmukler & Kelly, 2016).

## Resumo

De um modo geral, esta análise destaca a história dos problemas de saúde mental e o tratamento recebido pelos indivíduos com doenças mentais graves até ao tratamento atual desta população. Desde a institucionalização em manicómios, em condições deploráveis e com tratamentos bárbaros, até aos hospitais psiquiátricos estatais, com restrições físicas e lobotomias, as pessoas com perturbações psiquiátricas não tiveram escolha de tratamento ou de alojamento. As suas necessidades emocionais, cognitivas, sociais e relacionais nem sempre foram tidas em consideração. O facto de serem estigmatizadas e ostracizadas pela sociedade contribui para a falta de recursos que esta população recebe, uma vez que, por vezes, são culpadas por terem uma doença mental. O debate sobre se a doença mental é causada por factores biológicos ou ambientais persiste, havendo quem defenda que a etiologia é uma combinação de ambos os factores. Independentemente das origens das doenças mentais graves, os prestadores de cuidados que prestam serviços a esta população sofrem frequentemente de esgotamento e beneficiam de recursos para poderem cuidar adequadamente deles. À medida que as pessoas diagnosticadas com uma doença mental grave adquirem competências para cuidar de si próprias na comunidade, necessitam de apoios comunitários, tais como apoios contínuos de saúde mental, médicos, financeiros e outros, para manter a estabilidade. De acordo com uma decisão do Supremo Tribunal dos Estados Unidos em 1999, os residentes com doenças mentais devem ser alojados no ambiente mais integrado possível. Será interessante determinar os riscos e benefícios associados a este processo de transição.

# CAPÍTULO 3

## METODOLOGIA DE INVESTIGAÇÃO

Existe uma quantidade significativa de estudos de investigação que avaliam o tratamento de saúde mental para pessoas diagnosticadas com uma doença mental grave. Estes estudos centram-se nos efeitos sobre as emoções, as relações, as cognições e a socialização dos beneficiários dos serviços. Existem também estudos que analisam a institucionalização de pessoas com perturbações psiquiátricas. No entanto, não foram encontrados quaisquer estudos que analisem os riscos e benefícios associados à transição de pessoas com doenças mentais de ambientes institucionais para habitações independentes na comunidade. Com o atual clima de justiça social de dar poder às populações oprimidas e estigmatizadas, bem como com a decisão do Supremo Tribunal dos EUA de fazer a transição de indivíduos com deficiência para o ambiente mais integrado, é necessária informação sobre as vantagens e os riscos do processo de transição. Esta informação irá realçar os benefícios do esforço e identificar quaisquer lacunas no processo. Assim, este estudo tem a capacidade de ajudar as pessoas com doença mental a transitarem de ambientes institucionais, juntamente com os prestadores de serviços e os legisladores a considerarem todos os aspectos do processo de transição.

As questões de investigação para este estudo são as seguintes:

1. É rentável fazer a transição das pessoas para a comunidade?
2. Qual é o grau de motivação desta população para se reintegrar na comunidade?
3. Qual é a taxa de sucesso das pessoas que fizeram a transição?
4. Quem beneficia com esta iniciativa?

### Método de investigação

Este estudo foi concebido como uma revisão de estudos teóricos e experimentais sobre a desinstitucionalização de doentes mentais nos Estados Unidos e no estrangeiro. Alguns estudos teóricos e experimentais mais antigos foram incluídos na discussão investigada quando não havia dados recentes. Algumas pesquisas de palavras-chave utilizadas para localizar artigos incluem: desinstitucionalização, doença mental, lares para adultos e transição. Os artigos foram localizados através das bases de dados de artigos de Ciências do Comportamento da Biblioteca da Universidade do Sul da Califórnia, incluindo ProQuest Psychology Journals, PsycARTICLES, Psychology & Behavioral Sciences Collection e PsychiatryOnline. Os resultados da pesquisa foram reduzidos para incluir apenas estudos sobre a transição de indivíduos com doença mental de ambientes restritivos para a comunidade. Os dados de arquivo disponíveis no relatório do Revisor Independente no processo judicial United States of America v. State of New York, Processo 1:13-cv-04165-NGG-ST, são incluídos quando pertinentes para a investigação.

As respostas às questões de investigação são derivadas de uma revisão das publicações pertinentes. O modelo teórico é útil para explicar e compreender o processo de desinstitucionalização, bem como para desafiar e alargar os conhecimentos existentes. Uma vez que os dados de investigação que envolvem os prós e os contras da implementação de um novo processo são, na sua maioria, quantitativos e qualitativos para pequenos grupos, este projeto de investigação examina estudos que incluem abordagens de métodos mistos. Schoonenboom e Johnson (2017) afirmam que uma conceção de métodos mistos tem várias caraterísticas principais que devem ser tidas em consideração durante o processo de conceção. Identificam sete dimensões primárias, incluindo: objetivo, orientação teórica, tempo (simultaneidade e dependência), ponto de integração, abordagem de conceção tipológica vs. interactiva, conceção planeada vs. emergente e complexidade. Dez dimensões secundárias realizadas foram: fenómeno, teoria científica social, impulso ideológico, combinação de métodos de amostragem, grau em que os participantes da investigação serão semelhantes ou diferentes, grau em que os investigadores da equipa de investigação serão semelhantes ou diferentes, tipo de configuração de implementação, grau em que os métodos são semelhantes ou diferentes, critérios e estratégias de validade e estudo completo vs. estudos múltiplos (Schoonenboom & Johnson, 2017). A análise de estudos com esta diversidade será benéfica para fornecer informações pertinentes a partir de muitos pontos de vista.

A investigação com métodos mistos inclui estudos que utilizam tanto a metodologia qualitativa como a quantitativa na investigação. Incluem a utilização de técnicas não estruturadas ou semi-estruturadas para descobrir tendências de pensamento e opiniões, para aprofundar o problema através de um método qualitativo. Também incorporam medições objectivas através de uma técnica quantitativa. O método quantitativo inclui a utilização de análises matemáticas, estatísticas ou numéricas para recolher dados através de sondagens, inquéritos, questionários ou manipulando dados estatísticos pré-existentes utilizando técnicas computacionais.

A abordagem dos métodos mistos está a tornar-se mais popular e a qualidade destes relatórios está a melhorar. Há cada vez mais publicações de investigação de métodos mistos de qualidade, e estes têm um conjunto partilhado de critérios de qualidade fundamentais (Fabregues & Molina-Azorın, 2017). O quadro concetual proposto numa investigação com métodos mistos liga as componentes filosófica/teórica e prática/implementação, bem como permite ao investigador transcender a distinção tradicional entre abordagens de investigação quantitativa e qualitativa (Long & Rodgers, 2017). O estudo de métodos mistos é um desenho popular na investigação em cuidados de saúde, uma vez que pode, em última análise, facilitar uma maior compreensão da complexidade dos fenómenos humanos que existem na investigação em cuidados de saúde, bem como permitir que a voz do doente seja ouvida (Doyle, Brady, & Byrne, 2016). A capacidade de combinar valores numéricos e os encontros pessoais dos destinatários na avaliação da eficácia da desinstitucionalização é uma vantagem neste estudo.

## Participantes

Os participantes dos estudos analisados eram adultos do sexo masculino e feminino diagnosticados com uma doença mental grave, tal como definida por qualquer edição do Manual de Diagnóstico e Estatística. Tinham sido institucionalizados num estabelecimento restritivo e foram ou estão a ser transferidos para um alojamento na comunidade. Muitos destes participantes eram adultos mais velhos. Sempre que possível, este estudo incluiu investigação com base numa conceção de investigação de método misto; no entanto, em alguns casos, os sujeitos participaram em investigações quantitativas ou qualitativas.

## Recolha de dados

A raridade de estudos experimentais realizados sobre a desinstitucionalização de pessoas com doença mental para a comunidade é uma limitação deste estudo. A recolha de dados associada à transição de doentes de lares de adultos para a comunidade e os custos relacionados com este fenómeno são um desafio. Por conseguinte, o estudo inclui investigação que inclui pessoas com doença mental em transição de outros contextos restritivos, como lares de idosos. A seguinte consideração apoia a validade desta decisão.

A pesquisa por variações de palavras-chave de desinstitucionalização e transição, resulta em 2.759 artigos de jornais revistos por pares nas bases de dados acima identificadas, no entanto, quando emparelhados com as palavras-chave lares de adultos ou lares de idosos, apenas 15 artigos cumprem os critérios. Desses 15, apenas um foi publicado nos últimos cinco anos. No entanto, ao associar as palavras-chave "nursing home" (lar de idosos) e "mental illness deinstitutionalization" (desinstitucionalização de doenças mentais), obtém-se 300 resultados, sendo que 47 dos artigos foram publicados nos últimos cinco anos. Estes 47 artigos de jornais revistos por pares foram cuidadosamente examinados para determinar se satisfaziam os critérios de transição de residentes com doença mental para a comunidade. Trinta e seis dos artigos identificados centram-se na transição de residentes com doença mental para a comunidade. Estes incluem

residentes em instituições nos Estados Unidos e no estrangeiro. As questões de investigação do presente estudo sobre os riscos e benefícios associados ao processo de transição podem ser respondidas pelos artigos identificados.

Os residentes em lares de idosos têm uma idade semelhante à dos residentes em lares de adultos. Enfrentam limitações semelhantes no que respeita a serem colocados em ambientes restritivos, muitas vezes em hospitais. Tal como nos lares de adultos, muitos residentes de lares de idosos têm perturbações médicas e mentais co-mórbidas. Podem ficar institucionalizados se permanecerem neste contexto durante longos períodos de tempo. A ação judicial colectiva Olmstead v. L.C., que conduziu à decisão do Supremo Tribunal dos EUA sobre a discriminação contra pessoas com deficiência e a ordem de as transferir para o ambiente mais integrador da comunidade , também se aplica aos residentes em lares de idosos. Consequentemente, a recolha de dados para o presente estudo inclui informação recolhida junto de residentes que transitaram tanto de lares de adultos como de lares de idosos para a comunidade.

## Análise de dados

A abordagem hermenêutica é utilizada para analisar os dados. Elizabeth Anne Kinsella (2006) afirmou que a ideia da abordagem hermenêutica é procurar compreender a informação apresentada, e não oferecer explicações ou fornecer uma análise concetual. A localização situada da interpretação é reconhecida e os textos são considerados através da lente histórica e cultural da perceção e experiência do escritor. O papel da linguagem e da história é considerado, sendo o significado da linguagem o veículo para a interpretação e a consciência dos preconceitos historicamente informados uma condição básica para a compreensão. A investigação como uma conversa é também pertinente para a abordagem hermenêutica, uma vez que é encontrada uma linguagem comum através da qual os vários textos têm a oportunidade de ter voz e de conversar uns com os outros. O conforto e a ambiguidade também são essenciais, uma vez que a abordagem hermenêutica está aberta à ambiguidade da análise textual e não sucumbe ao impulso de oferecer leituras autoritárias e reconciliações convenientes (Kinsella, 2006).

Os pontos-chave deste estudo incluem a identificação dos riscos e dos benefícios associados à transição de pessoas com doenças mentais graves de ambientes institucionalizados para habitações mais independentes na comunidade. A questão de saber se é rentável fazer a transição de residentes com doenças mentais de lares de adultos para a comunidade é importante para os contribuintes e legisladores. Como os dólares da Segurança Social e do Medicaid estão a ser utilizados para prestar serviços a esta população em ambientes restritivos, os indivíduos da comunidade têm interesse em saber se os seus impostos estão a ser utilizados de forma eficiente. Algumas questões que suscitam preocupação incluem a utilização de recursos adicionais para alojar esta população num ambiente dispendioso, quando as suas necessidades podem ser satisfeitas na comunidade, o que pode ser menos dispendioso. Tendo conhecimento desta informação, os legisladores têm a oportunidade de criar ou alterar leis que apoiem a utilização adequada dos recursos públicos.

utilização do dinheiro dos impostos.

À medida que as pessoas que residem em contextos restritivos durante longos períodos de tempo aprendem a aceitar as suas condições de vida e começam a acreditar que não são capazes de cuidar de si próprias, podem tornar-se ambivalentes na decisão de fazer a transição para a comunidade. Embora estejam interessados em obter uma melhor qualidade de vida, vivendo num ambiente integrado e recuperando a sua independência, os indivíduos com uma doença mental podem ter relutância em mudar-se para o seu próprio apartamento, mesmo com apoios adequados. Uma das questões de investigação deste estudo é saber até que ponto esta população está motivada para se reintegrar na comunidade.

Após a transição de uma pessoa com doença mental de uma instituição para uma habitação independente na comunidade, é importante acompanhar o seu progresso na comunidade para determinar se a transição foi um sucesso. Quando surgem problemas durante ou após a transição, até que ponto é que a pessoa consegue lidar com eles e resolvê-los? A que ritmo é que esta população é reinstitucionalizada? Existem apoios adequados para envolver os serviços à sua volta, de modo a evitar uma recaída dos sintomas que conduza a um regresso a uma instituição? A questão de investigação associada a este fenómeno é a seguinte: Dos residentes que fizeram a transição para a comunidade, qual é a taxa de sucesso da sua permanência na comunidade?

À medida que se identificam os riscos e os benefícios da desinstitucionalização, é pertinente determinar quem são os beneficiários deste projeto. Isto conduz a outra questão de investigação: Quem beneficia com esta iniciativa? Estarão os indivíduos afectados a beneficiar ao recuperarem a sua independência e ao terem um lugar a que chamam seu, ou sentir-se-ão despreparados e forçados a sair de um lugar a que chamaram casa durante um longo período de tempo? Os prestadores de serviços ambulatórios, como os profissionais de saúde mental, médica e comportamental, beneficiam do aumento do volume de negócios?

**Resumo**

Devido à raridade da investigação sobre adultos com doença mental que transitam de lares de adultos para a comunidade, este estudo adopta uma abordagem de análise de dados caracterizada por atribuir a maior fiabilidade aos dados sobre a transição de lares de idosos. No entanto, devido às semelhanças entre os dois tipos de instalações, os resultados deste estudo são aplicáveis a indivíduos com doença mental colocados em contextos institucionalizados que estão a transitar para habitações mais integrativas na comunidade. As bases de dados da biblioteca online da Universidade do Sul da Califórnia foram examinadas em busca de artigos pertinentes que abordassem as questões de investigação do presente estudo. Os pontos-chave e as observações deste estudo são destilados, divididos e examinados minuciosamente para fornecer uma discussão da análise necessária que apoia cada questão de investigação.

# CAPÍTULO 4

## RESULTADOS

O objetivo deste estudo é explorar a eficácia da transição de residentes com doenças mentais de contextos estritamente supervisionados, tais como lares de adultos, para habitações independentes na comunidade. A desinstitucionalização é uma resposta a uma ação judicial colectiva de 1999 que foi apresentada no Supremo Tribunal dos Estados Unidos em nome de adultos diagnosticados com uma doença mental grave que residiam em instituições. O processo Olmstead v. L.C., 527 U.S. 581, é um processo do Supremo Tribunal dos Estados Unidos relativo à discriminação contra pessoas com deficiência. O objetivo da ação judicial era que esta população fizesse a transição para o contexto mais integrador da comunidade. Em 1999, o Supremo Tribunal dos Estados Unidos, com base na Lei dos Americanos com Deficiência (ADA), afirmou o direito dos indivíduos a receberem serviços no ambiente mais integrado, que é normalmente a comunidade (Seekins et al., 2011).

Em 17 de março de 2014, foi intentada uma ação colectiva semelhante em Nova Iorque. A Ação Cívica. A Ação Cívica n.º 13- CIV-4166 (NGG) é uma ação colectiva que envolve os Estados Unidos da América, queixoso, o Estado de Nova Iorque, arguido. Raymond O'Toole, Ilona Spiegel, e Steven Farrell, individualmente e em nome de todos os outros igualmente situados, queixosos contra Andrew M. Cuomo, na sua capacidade oficial como Governador do Estado de Nova Iorque, Nirav R. Shah, na sua capacidade oficial como Comissário do Departamento de Saúde do Estado de Nova Iorque, Kristin M. Woodlock, na sua qualidade oficial de Comissária Interina do Gabinete de Saúde Mental do Estado de Nova Iorque, o Departamento de Saúde do Estado de Nova Iorque e o Gabinete de Saúde Mental do Estado de Nova Iorque, arguidos (Estipulação e Ordem de Acordo, 2014). Os queixosos ganharam o processo e o Supremo Tribunal do Estado de Nova Iorque ordenou que estes residentes fossem transferidos para a forma de vida mais integrada na comunidade.

As questões de investigação foram concebidas para determinar a eficácia do processo de desinstitucionalização para esta população. As questões de investigação para este estudo são as seguintes:

1. É rentável fazer a transição das pessoas para fora dos lares de adultos?
2. Qual é o grau de motivação desta população para se reintegrar na comunidade?
3. Qual é a taxa de sucesso das pessoas que fizeram a transição?
4. Quem beneficia com esta iniciativa?

## Participantes

Como a decisão do Supremo Tribunal de Nova Iorque ocorreu há menos de quatro anos, é interessante determinar o que se aprendeu até agora e identificar se existem questões ou preocupações que afectam o sucesso do processo de transição. O caso do Supremo Tribunal de Nova Iorque incluiu um revisor independente que examinou todos os aspectos do processo de transição e forneceu ao tribunal actualizações anuais. O relatório mais recente, datado de 2017, foi revisto, bem como a literatura de investigação publicada nos últimos cinco anos relativamente a outros esforços de desinstitucionalização nos Estados Unidos e noutros países. Alguns estudos significativos mais antigos são incluídos quando não existem publicações recentes relevantes sobre determinados tópicos.

Os participantes nos estudos analisados eram adultos do sexo masculino e feminino diagnosticados com uma doença mental grave, tal como definido pelas edições do Manual de Diagnóstico e Estatística IV (Associação Psiquiátrica Americana, 2000) e do Manual de Diagnóstico e Estatística 5 (Associação Psiquiátrica Americana, 2013), que estavam em uso na altura dos estudos. Os residentes nos estudos foram institucionalizados numa instalação restritiva e estavam ou estão em processo de transição para habitação na comunidade. Muitos destes participantes eram adultos mais velhos. Sempre que possível, este estudo inclui investigação sobre métodos mistos; no entanto, em alguns casos, os sujeitos participaram em investigação quantitativa ou qualitativa.

**Resultados da primeira pergunta de investigação: É rentável a transição de pessoas para fora dos lares de adultos?**

**Adultos?**

À medida que os doentes mentais transitam de ambientes restritivos, o custo dos serviços é examinado. O Gabinete do Inspetor Geral do Departamento de Saúde e Serviços Humanos (DHHS), June Gibbs Brown, analisou 397 registos médicos de lares de idosos nos Estados Unidos em 1993 e descobriu que em 32% dos registos, a Medicare pagou por serviços medicamente desnecessários. Este valor extrapola para cerca de 17 milhões de dólares, ou seja, 24% de todos os pagamentos efectuados pela Medicare em 1993 para serviços de saúde mental a residentes de lares de idosos (Brown, 1996). Bogenschutz, Hewitt, Nord e Hepperlen (2014) realizaram um exame transversal dos profissionais de apoio direto (DSP) que prestam serviços a pessoas com deficiências intelectuais e de desenvolvimento (IDD) em vários contextos residenciais, incluindo lares de idosos, e observaram que o impacto fiscal da rotatividade dos DSP é impressionante. No estudo, os DSP são classificados como paraprofissionais, incluindo trabalhadores de cuidados diretos, assistentes de cuidados pessoais, auxiliares de saúde ao domicílio, etc. O custo de substituição de um único DSP em serviços de IDD, que era de $2.413 em 2007, aumentou para $4.872 em 2010. O custo da rotatividade em todo o país foi estimado em um mínimo de US$ 784 milhões por ano em 2007. A rotatividade não é apenas dispendiosa do ponto de vista financeiro, mas também afecta a qualidade dos serviços que os destinatários recebem, uma vez que criam uma relação com os prestadores de serviços. Knapp, Beecham, Hallam e Fenyo (1993) argumentaram que os serviços baseados na comunidade, em comparação com os serviços prestados num ambiente estritamente supervisionado para pessoas com uma doença mental grave, não reduzem necessariamente os custos, uma vez que muitas vezes estes custos são redistribuídos por outros orçamentos e agências.

O custo de residir num lar de idosos é amplamente financiado pelos benefícios do Medicare e do Medicaid. Grabowski, Aschbrenner, Rome e Bartels (2010) referem que o Medicaid cobre os residentes com doenças crónicas (de longa duração), sendo responsável por cerca de 50% das despesas e 70% dos dias de cama em 2010. A Medicare cobre os serviços dos lares de idosos pós-agudos de curta duração, representando 14% das despesas totais dos lares de idosos. Em teoria, as políticas de pagamento do Medicaid e do Medicare poderiam ser usadas para recompensar os lares de idosos por admitirem e cuidarem de residentes com doenças mentais. Na prática, porém, os requisitos federais que obrigam à prestação de serviços de saúde mental em lares de idosos não têm sido, de um modo geral, bem sucedidos em garantir que os necessitados recebam esses serviços (Grabowski et al., 2010).

Grabowski et al. (2010) referiram que o sistema Medicare e a maioria dos programas estatais de Medicaid dividem os indivíduos em grupos específicos de pagamento com base nas suas condições clínicas. A doença mental é incorporada de duas formas. Em primeiro lugar, para os indivíduos com condições "clinicamente complexas", como a pneumonia e a quimioterapia, é paga uma taxa mais elevada na presença de depressão. Em segundo lugar, os indivíduos com problemas comportamentais, tais como deambulação, alucinações e delírios, podem beneficiar de uma taxa mais elevada, mas apenas nos casos em que os seus problemas físicos sejam mínimos. No caso de indivíduos com problemas físicos mais graves que exijam assistência em múltiplas actividades da vida diária, não é gerado qualquer pagamento adicional na presença de problemas de saúde comportamentais (Grabowski et al., 2010).

Relativamente à desinstitucionalização de pessoas com doença mental no passado, Grob (2016) postulou que cada fase da política baseada na comunidade foi moldada por rivalidades intergovernamentais que maximizaram os esforços para transferir os custos para diferentes níveis governamentais e reivindicações ideológicas que não se baseavam na realidade. Ele relatou que, à medida que a institucionalização de longo prazo diminuiu e foi substituída por uma série de programas públicos que se concentram em diferentes populações, as pessoas com transtornos mentais graves e persistentes são confrontadas com um sistema de serviços que não são adequados às suas necessidades complexas. Afirmou que, no início do século XXI, os americanos ainda enfrentavam o problema de definir uma política que satisfizesse as necessidades de um grupo cujas perturbações mentais graves criam dependência (Grob, 2016).

A transição de residentes com doenças mentais de ambientes restritivos para habitações independentes inclui a prestação de serviços baseados na comunidade a esta população, uma vez que estão domiciliados em habitações apoiadas na comunidade. Yoon, Bruckner e Brown (2013) relataram que a Lei de Serviços de Saúde Mental da Califórnia (MHSA) é o programa comunitário mais abrangente e bem financiado atualmente nos Estados Unidos. Em 2010, a MHSA forneceu cerca de 3,7 mil milhões de dólares aos condados da Califórnia, com base nos pedidos dos condados. Os programas de tratamento comunitário intensivo forneceram gestão intensiva de casos e serviços, incluindo habitação, emprego, educação, apoio de pares e divulgação. O financiamento da MHSA provém de um imposto de 1% cobrado sobre rendimentos brutos ajustados superiores a $1 milhão. Este imposto resultou num aumento de 18% do financiamento no ano fiscal de 2008-2009 em relação ao nível de financiamento do ano fiscal de 2003-2004 (Yoon et al., 2013).

Um estudo quantitativo efectuado por Valdes-Stauber e Kilian (2015) comparou o custo dos serviços psiquiátricos entre diferentes grupos de habitação no sul da Alemanha e concluiu que o custo do tratamento ambulatório recebido pelos pacientes que vivem em lares psiquiátricos era significativamente inferior ao das pessoas com doença mental que vivem nos seus próprios lares com apoio ambulatório à habitação. No entanto, uma vez que apenas estavam disponíveis dados sobre o custo médio da habitação, não foi efectuado qualquer teste estatístico para determinar se existiam diferenças em relação ao custo da habitação (Valdes-Stauber & Kilian, 2015).

Outros factores que afectam o custo dos serviços de base comunitária para esta população incluem a não adesão aos serviços. Briggs, Banks e Briggs (2014) indicaram que os serviços psiquiátricos são subutilizados pelos afro-americanos nos Estados Unidos. Referiram que o estigma e a falta de conhecimento sobre as doenças mentais são o que impede os afro-americanos de abordarem questões relacionadas com a sua saúde mental pessoal. Jordow (2014) alertou para o facto de os serviços baseados na comunidade, se não forem utilizados, conduzirem a custos mais elevados de cuidados para as pessoas com doença mental a longo prazo. Segundo ele, cerca de 70% das pessoas que necessitam de serviços de saúde mental não estão atualmente a receber esses cuidados; o custo económico das doenças mentais não tratadas é superior a 100 mil milhões de dólares por ano nos Estados Unidos.

**Resultados da segunda pergunta de investigação: Qual é a motivação desta população para se reintegrar na comunidade?**

Não foram encontrados muitos estudos que sondassem as pessoas com doenças mentais sobre a sua preferência entre residir num ambiente supervisionado de perto ou num alojamento independente na comunidade. Knapp et al. (1993) referem que a qualidade dos cuidados, a qualidade de vida e a satisfação dos doentes melhoram geralmente para os doentes que vivem na comunidade. O atual processo do Supremo Tribunal de Nova Iorque 1:13-cv-04165-NGG-ST, terceiro relatório anual apresentado pelo revisor independente, Sundram (2017) referiu a ambivalência de alguns residentes em relação à mudança de lares de adultos para habitação apoiada. Dos 4.404 residentes identificados como parte da ação judicial colectiva, aos quais foi perguntado se gostariam de mudar para habitação social, 2.263 manifestaram interesse em fazer a transição. O relatório indica que, dos 2 263 residentes que inicialmente concordaram em mudar-se, alguns mudaram de ideias e preferiram permanecer no lar de adultos. Um residente culpou o desânimo da família pela sua mudança de opinião quanto à transição para um ambiente menos supervisionado. Outros residentes mudaram de opinião porque não se sentiam preparados para assumir a responsabilidade da transição para uma habitação independente. O revisor independente especulou que a ambivalência pode ser abordada com o uso de técnicas de Entrevista Motivacional, tais como o rolamento com resistência, e especialistas de pares para encorajar o movimento.

**Resultados da terceira pergunta de investigação: Qual é a taxa de sucesso das pessoas que fizeram a transição?**

Grob (2016) postulou que se não aprendermos com os erros do passado de desinstitucionalização das instalações psiquiátricas estatais, haverá uma repetição de tal fracasso. Alertou para a ausência de mecanismos de controlo e responsabilização que são permitidos pelos centros comunitários de saúde mental (CMHC) e para a necessidade de nos concentrarmos em novas populações que sejam mais acessíveis e atraentes para os clientes com perturbações muito menos graves. Referiu que a descentralização dos serviços, bem como a falta de integração, tornou extremamente difícil lidar com pessoas com perturbações graves na comunidade.

Com as lições aprendidas e os serviços implementados, Yoon et al. (2013) referiram que, em novembro de 2004, os eleitores da Califórnia aprovaram a Lei dos Serviços de Saúde Mental, que atribuiu mais de 3 mil milhões de dólares a programas comunitários abrangentes de saúde mental. Examinaram se os programas a nível do condado, denominados "parcerias de serviço completo (FSP)", promoviam disposições de vida independente entre 9.000 participantes que residiam em várias disposições de vida, incluindo enfermagem instalações domiciliárias. Os resultados indicaram que a inscrição contínua nos FSP está significativamente associada a uma maior probabilidade de uma vida independente bem sucedida e a uma menor probabilidade de uma pessoa viver sem abrigo e ser encarcerada. Isto indica que a prevenção de desistências ou interrupções em programas comunitários de saúde mental orientados para a recuperação pode ser pertinente para a implementação bem sucedida de programas comunitários de saúde mental (Yoon et al., 2013).

O atual processo 1:13-cv-04165-NGG-ST do Supremo Tribunal de Nova Iorque, o terceiro relatório anual apresentado pelo revisor independente, Sundram (2017), indicou que, em março de 2017, 491 residentes de lares de adultos com doenças mentais tinham transitado para a comunidade.

Durante as reuniões com alguns dos residentes em transição, eles relataram o que a transição significou para eles. Os temas recorrentes dos residentes em transição incluíram a apreciação da privacidade recém-descoberta; liberdade de multidões, ruído e ambientes com fumo; segurança do bairro; capacidade de manter o seu próprio horário; escolha de alimentos; e ter mais dinheiro para gastar. Uma residente referiu que os "óptimos" serviços que recebe do seu coordenador de cuidados são a ajuda na ligação a serviços comunitários, como o transporte para ir a consultas. Dos 491 residentes que fizeram a transição, 10 regressaram aos lares de adultos, pelo menos um ficou sem abrigo, um foi internado num hospital psiquiátrico de longa duração e outros foram internados em lares de idosos ou em alojamentos de apoio. A maioria dos residentes que não mantiveram a habitação, também não seguiram os serviços médicos e de saúde mental e, subsequentemente, sofreram descompensação psiquiátrica ou médica após a transição (Sundram, 2017).

**Resultados da quarta pergunta de investigação: Quem beneficia com esta iniciativa?**

Rowe e Davidson (2016) cunharam o termo "cidadania de recuperação" e postularam que a "recuperação" é uma forma de as pessoas com doenças mentais graves retomarem o controlo das suas próprias vidas, mesmo quando continuam incapacitadas. As pessoas com doenças mentais graves podem ainda necessitar de serviços e apoios para viverem o melhor possível, da mesma forma que as pessoas com outras formas de deficiência que recebem recursos, oportunidades e apoios são necessárias para lhes permitir ter uma vida tão independente quanto possível. Davidson postulou que a cidadania é a forte ligação da pessoa aos 5 Rs dos direitos, responsabilidades, papéis, recursos e relações que uma sociedade democrática disponibiliza aos seus membros através de instituições públicas e sociais (Rowe & Davidson, 2016).

O relatório do revisor independente no atual processo 1:13-cv- 04165-NGG-ST do Supremo Tribunal de Nova Iorque, apresentado pelo revisor independente, Sundram (2017), indicou o feedback positivo recebido dos membros da ação colectiva que transitaram com êxito para a habitação apoiada. Apesar de terem tido algumas dificuldades durante o processo de transição ou imediatamente após a transição, a maioria dos membros conseguiu permanecer na habitação apoiada. Algumas das reacções dos membros incluíram o apreço pelos apoios comunitários, a recuperação da independência e um sentimento de pertença à comunidade (Sundram, 2017).

Knapp et al. (1993) argumentaram que o passado demonstrou que os serviços baseados na comunidade para pessoas com doenças mentais graves não reduzem os custos em geral, uma vez que os custos apenas são redistribuídos para outros orçamentos e agências. Grob (2016) salientou que os centros comunitários de saúde mental têm a oportunidade de aceitar clientes mais receptivos e atractivos com perturbações muito menos graves do que aqueles com perturbações mais graves. Geyman (2014) postulou que o Medicare e o Medicaid, promulgados em 1965, são os esforços mais duradouros para financiar serviços baseados na comunidade para esta população, mas têm sido explorados nos últimos anos por planos privados com fins lucrativos que oferecem cuidados menos pessoais e de menor qualidade.

## Resumo

Foi efectuada uma extensa revisão da literatura para avaliar a eficácia da desinstitucionalização de adultos com doenças mentais, de contextos residenciais supervisionados de perto, tais como lares de adultos licenciados pelo Estado e instalações de cuidados de enfermagem, para habitações independentes na comunidade. São explorados os custos financeiros associados à transição, a motivação dos adultos afectados, a taxa de sucesso de aqueles que fizeram a transição e uma avaliação daqueles que beneficiam da iniciativa.

### Bem-estar emocional

Os estudos indicam que os adultos com doença mental, quando lhes é dada a oportunidade de transitarem de contextos de alojamento restritivos para alojamento independente na comunidade, podem ver o seu bem-estar emocional melhorado. A recuperação da sua independência, num local a que podem chamar casa, permite-lhes sentir-se seguros e ganhar uma ligação emocional à comunidade. Têm a oportunidade de reencontrar antigos vizinhos ou de se tornarem cidadãos de novos bairros e de se libertarem do ambiente de aglomeração de pessoas num ambiente supervisionado de perto. O facto de terem privacidade e liberdade nas suas próprias casas dá-lhes a possibilidade de escolherem quando querem tomar as suas refeições ou o tipo de refeições que gostariam de fazer. O apoio de centros comunitários de saúde mental que prestam gestão de cuidados e assistência com serviços baseados na comunidade dá-lhes a possibilidade de escolher onde receber os serviços e ajuda a encontrar novos prestadores, se necessário.

Os impactos negativos no bem-estar emocional incluem o não acompanhamento dos cuidados de saúde mental e de outros apoios comunitários necessários. O resultado dessa não adesão aos serviços necessários leva à descompensação psiquiátrica e à subsequente readmissão em cuidados supervisionados, como lares para adultos, instalações de cuidados de enfermagem e habitações de apoio. O facto de não se manter o bem-estar emocional pode criar um ciclo de readmissão em instituições por doença aguda. Nalgumas circunstâncias, esta situação pode também levar a que se tornem sem-abrigo.

**Bem-estar social**

Os lares de adultos e as instituições de cuidados de saúde albergam normalmente um grande número de pessoas. Os residentes têm a oportunidade de socializar com outras pessoas. Podem construir amizades significativas e participar em reuniões sociais no local. Os residentes podem sentir um sentido de comunidade ao interagirem uns com os outros. Desfrutar deste ambiente social num local onde as suas necessidades são satisfeitas pode levar a que os residentes tenham uma sensação de conforto e não desejem fazer a transição para uma vida mais independente na comunidade, onde têm o seu próprio apartamento. Apesar de poderem frequentar grupos de socialização na comunidade, viver sozinhos não pareceu ser atrativo para alguns residentes. A ideia de viver numa habitação apoiada sem ter oportunidades sociais no local pode parecer assustadora para alguns indivíduos que podem optar por permanecer num ambiente supervisionado de perto.

## Saúde mental e bem-estar

Os residentes com doenças mentais que fazem a transição ou que pretendem fazer a transição para os seus próprios apartamentos beneficiam do facto de continuarem a aderir ao tratamento de saúde mental. A fim de manter o seu bem-estar na comunidade, a continuação do tratamento psiquiátrico é crucial. Existe uma relação positiva com aqueles que continuam os cuidados psiquiátricos e mantêm uma habitação independente na comunidade. A falta de acompanhamento do tratamento de saúde mental resultou em descompensação e internamentos hospitalares que levaram à colocação em ambientes mais supervisionados, a hospitalizações psiquiátricas de longa duração ou à subsequente situação de sem-abrigo.

## Apoios comunitários

A inscrição em apoios comunitários é importante para ajudar uma pessoa com uma doença mental a fazer a transição para a comunidade. A ligação a opções de transporte, oportunidades de socialização, formação educacional e profissional, bem como a prestadores de serviços médicos e psiquiátricos, é essencial para manter a habitação na comunidade. Os gestores de cuidados têm um papel na ligação a estes serviços para apoiar o residente na recuperação da independência. Alguns obstáculos à ligação efectiva incluem a falta de motivação por parte dos residentes para se envolverem nestes serviços comunitários, a disponibilidade de serviços nas proximidades da residência, bem como a falta de transportes adequados. A anedonia devida a sintomas depressivos também desempenha um papel importante na incapacidade dos residentes para se motivarem a frequentar programas viáveis na comunidade. Os residentes que mantiveram a inscrição nestes serviços tiveram mais hipóteses de obter e permanecer na habitação apoiada durante mais tempo do que aqueles que interromperam os serviços ou que os terminaram prematuramente.

# CAPÍTULO 5

## DISCUSSÃO DOS RESULTADOS

Muitas pessoas diagnosticadas com uma doença mental grave são, por vezes, alojadas em ambientes estritamente supervisionados. Alguns destes indivíduos desejam ganhar ou recuperar a sua independência, residindo nos seus próprios apartamentos na comunidade. Em 1999, foi intentada uma ação colectiva no Supremo Tribunal dos Estados Unidos em nome de adultos diagnosticados com uma doença mental grave que residiam em instituições. Olmstead v. L.C., 527 U.S. 581, é um processo do Supremo Tribunal dos Estados Unidos relativo à discriminação contra pessoas com deficiência, sendo a integração na comunidade o objetivo da ação. O Supremo Tribunal dos Estados Unidos, com base na Lei dos Americanos com Deficiência (ADA), afirmou o direito dos indivíduos a receberem serviços no ambiente mais integrado, que é normalmente a comunidade (Seekins et al., 2011). Seguiram-se acções colectivas semelhantes a nível estatal com o objetivo de fazer a transição desta população para uma habitação independente na comunidade.

À medida que os Estados iniciaram o processo de desinstitucionalização, é interessante determinar se esta iniciativa valeu a pena. Será que o êxito deste movimento pode ser medido? As questões de investigação que exploram a implementação bem sucedida da decisão do Supremo Tribunal dos Estados Unidos incluem as seguintes: É rentável fazer a transição de pessoas com uma doença mental grave para fora dos lares de adultos? Qual é o grau de motivação desta população para se reintegrar na comunidade? Qual é a taxa de sucesso daqueles que já fizeram a transição para a sua própria habitação na comunidade? Por último, será que as partes interessadas, como os membros da classe, os contribuintes, os prestadores de serviços ou outras partes, estão a beneficiar do processo de transição?

Foi utilizada uma abordagem hermenêutica para procurar compreender a desinstitucionalização e a sua taxa de sucesso. O objetivo do presente estudo é compreender e interpretar o processo de transição, e não dar explicações ou fornecer uma análise concetual. A compreensão da filosofia hermenêutica é qualitativa versus uma abordagem quantitativa da investigação. Embora a decisão do processo Olmstead v. L.C. tenha sido proferida em 1999, as acções colectivas a nível estatal são muito recentes. A ação judicial colectiva em Nova Iorque só ocorreu em 2014. Esta situação é semelhante noutros estados. Consequentemente, as informações sobre estas iniciativas são limitadas e algumas informações para este estudo foram obtidas a partir do terceiro relatório anual apresentado ao tribunal por um revisor independente do tribunal que examinou todos os aspectos do processo de transição. Além disso, a informação para o presente estudo inclui uma extensa revisão da literatura de artigos de jornais revistos por pares das bases de dados de artigos de Ciências Comportamentais da Biblioteca da Universidade do Sul da Califórnia, incluindo ProQuest Psychology Journals, PsycARTICLES, Psychology & Behavioral Sciences Collection e PsychiatryOnline.

## Discussão dos resultados

Este estudo tem quatro áreas de investigação que giram em torno da desinstitucionalização e das emoções, das relações, das cognições e da saúde mental. O objetivo do estudo é determinar o impacto da desinstitucionalização nos atributos enumerados. Pretende também explorar a taxa de sucesso da transição de pessoas com uma doença mental grave de ambientes supervisionados de perto, como lares de adultos e lares de idosos, para uma vida independente na comunidade, uma vez que a investigação anterior não abordou este aspeto.

### Emoções

As emoções positivas vividas numa base consistente podem conduzir a uma estabilidade mental contínua, enquanto o contrário também pode ser verdade. As emoções positivas promovem o bem-estar e os resultados desejáveis, ao passo que o excesso de emoções negativas está associado a resultados indesejáveis, saúde mental prejudicada e psicopatia (Houben et al., 2015). Os resultados do presente estudo indicam que a qualidade dos cuidados, a qualidade de vida e a satisfação do doente são geralmente melhoradas para os doentes na comunidade (Knapp et al., 1993). Essa satisfação pode gerar emoções positivas. No entanto, se não existirem os apoios necessários, pode ocorrer instabilidade mental. A falta de um sistema de apoio e a insatisfação geral com a vida podem levar ao isolamento e ao retraimento, bem como a sentimentos de depressão. Sentir-se sozinho e rejeitado pode levar à falta de cuidados pessoais e à recusa de tratamento de saúde mental, resultando numa exacerbação dos sintomas psiquiátricos. À medida que a institucionalização a longo prazo foi sendo substituída por programas públicos baseados na comunidade que se centravam em diferentes populações, as pessoas com perturbações mentais graves e persistentes foram confrontadas com um sistema de serviços que não se adequava às suas necessidades complexas, levando a um grupo cuja doença mental grave criou dependência (Grob, 2016). Ter os cuidados necessários é essencial para o bem-estar emocional e, teoricamente, a razão para os adultos com doença mental serem colocados em ambientes com supervisão rigorosa. No entanto, Grabowski et al. (2010) salientaram que os requisitos federais, que obrigam a serviços de saúde mental em lares de idosos, geralmente não têm sido bem-sucedidos em garantir que as pessoas que precisam desses serviços os recebam. Alguns obstáculos identificados incluem a falta de cobertura dos cuidados de saúde especificamente para o tratamento da saúde mental, a formação inadequada do pessoal da linha da frente para cuidar desta população e o facto de os residentes de longa duração que estão mais deprimidos e ansiosos receberem mais atenção do que os indivíduos que apresentam menos sintomas.

Ter apoio emocional positivo pode ser benéfico para manter o bem-estar geral, incluindo a habitação permanente. Yoon et al. (2013) relataram que a inscrição contínua em parcerias de serviço completo (FSPs) está significativamente associada a um aumento da probabilidade de uma pessoa com transtorno psiquiátrico residir com sucesso em uma vida independente e a uma probabilidade reduzida de uma pessoa passar por falta de moradia e encarceramento. Segundo Sundram (2017), temas como a liberdade, a privacidade, a escolha e a segurança foram expressos por pessoas com doença mental que transitaram de um lar de adultos para os seus próprios apartamentos na comunidade. Desfrutar destas emoções positivas é uma motivação para estes indivíduos permanecerem numa habitação independente.

**Relações**

Construir e manter relações significativas é importante para os seres humanos. A auto-eficácia parental de Bandura está relacionada com o funcionamento relacional e a eficácia pessoal; menos ansiedade, frustração e sintomas depressivos; ajustamento socioemocional de crianças e adolescentes; como bem como sentimentos de relaxamento e otimismo (Chong & Kua, 2017). Na idade adulta, ter uma boa função relacional também é crucial para diminuir a ansiedade, a frustração e a depressão. A rotatividade na profissão de cuidados diretos para os empregados que trabalham com indivíduos com deficiência é significativa e tem um enorme impacto na relação que os beneficiários dos serviços desenvolvem com os prestadores de cuidados. (Bogenschutzet al., 2014). Os beneficiários de serviços que criam uma relação com os prestadores de cuidados diretos podem sentir uma sensação de perda quando o prestador deixa de estar envolvido nos seus cuidados. Isto pode retraumatizar os beneficiários que sofreram perdas significativas nas suas vidas. Além disso, é preciso tempo para que os novos trabalhadores aprendam sobre os sintomas dos beneficiários e os envolvam no tratamento.

Rowe e Davidson (2016) postularam que a cidadania é a forte ligação da pessoa aos 5 R's dos direitos, responsabilidades, papéis, recursos e relações que uma sociedade democrática disponibiliza aos seus membros através de instituições públicas e sociais. O reencontro dos doentes mentais com a comunidade permite-lhes reconstruir relações com familiares, amigos e apoios sociais, como locais de culto ou outras organizações comunitárias. Têm o direito de se integrar na comunidade, de ter um sentido de responsabilidade para com ela, de escolher o seu papel, de utilizar recursos e de restabelecer relações.

As relações significativas também podem ser desenvolvidas em situações inesperadas. Sundram (2017) indicou que aproximadamente 50% dos membros da classe do processo recusaram a oportunidade de fazer a transição para a comunidade. Além disso, 31,3% dos membros da classe que inicialmente concordaram com a transição, mais tarde se retrataram e indicaram que ainda não estavam prontos para deixar a casa de adultos. Como residiam no lar de adultos há já algum tempo e estavam rodeados de outras pessoas, tinham desenvolvido relações significativas, o que provocou ansiedade perante a ideia de cortar os laços com as pessoas com quem tinham criado laços. No entanto, é importante explorar se a ambivalência à transição se baseia em ligações seguras, desamparo aprendido, ou o medo de falhar e descompensar. Outros factores que influenciam as decisões dos residentes podem incluir a falta de competências de vida diária dos adultos. Como os residentes não tiveram a oportunidade de realizar as suas próprias actividades da vida diária durante algum tempo, podem ter perdido a capacidade de o fazer, ou acreditar que são incapazes de realizar essas funções, mesmo com a ajuda de paraprofissionais. O declínio cognitivo ou a incapacidade associada a uma doença mental grave também podem desempenhar um papel na ambivalência da transição para a comunidade. Estes factores devem ser analisados para determinar a percentagem de residentes que permanecem em ambientes restritivos devido aos laços formados no seu ambiente de vida atual.

**Cognição**

O isolamento das pessoas com doença mental de um local que consideram ser a sua casa pode ter um impacto negativo nas suas capacidades cognitivas. Pode também levar à exacerbação de sintomas depressivos e outros sintomas psiquiátricos. Nas fases iniciais do declínio cognitivo, os doentes tendem a retrair-se socialmente e a isolar-se dos outros, o que pode levar a um maior agravamento do declínio cognitivo (Semino et al., 2017). Sundram (2017) indicou que dos 4.404 residentes identificados como parte da ação judicial colectiva de Nova Iorque, aos quais foi perguntado se gostariam de mudar para habitação apoiada, 2.263 manifestaram interesse em fazer a transição. O relatório indicou que dos 2.263 residentes que inicialmente concordaram em mudar-se, 31,3% mudaram de opinião e preferiram permanecer no lar de adultos.

Os artigos de revisão da literatura indicavam as condições deploráveis em ambientes de internamento para pessoas com perturbações mentais num passado distante. Enquanto experimentavam a brutalidade e lhes era roubada a liberdade e a independência, alguns aprenderam a aceitar o seu destino. Com a recente desinstitucionalização das décadas de 1960 e 1970, as pessoas com doenças mentais foram transferidas dos centros psiquiátricos estatais para lares de adultos e instalações de cuidados de enfermagem. Uma vez que esta população tem agora a oportunidade de viver nos seus próprios apartamentos na comunidade, é importante que os prestadores de serviços envolvidos no processo de transição compreendam as capacidades cognitivas desta população e abordem quaisquer défices nos padrões de pensamento. Como estes indivíduos não tiveram a oportunidade de realizar as suas próprias actividades da vida diária, podem pensar que são incapazes de o fazer e depender de outros para lhes prestarem esses cuidados. Os prestadores de cuidados podem encorajar a independência e ajudar esta população a defender-se a si própria. Fazer escolhas simples, como decidir o que comer ao jantar, pode parecer monumental, uma vez que não estão habituados a ter essa liberdade de escolha. Dar a estes homens e mulheres opções é vital para os motivar a recuperar padrões de pensamento independentes.

**Saúde mental**

Uma saúde mental estável está diretamente ligada ao funcionamento geral. No presente estudo, há uma indicação clara de que as pessoas que mantêm a estabilidade psiquiátrica têm mais hipóteses de manter uma habitação apoiada na comunidade. Briggs et al. (2014) indicaram que os serviços psiquiátricos são subutilizados pelos afro-americanos, em todos os Estados Unidos, e apontaram o estigma e a falta de conhecimento sobre a doença mental como factores que impedem esta população de abordar questões que envolvem a sua saúde mental pessoal. Jordow (2014) advertiu que os serviços baseados na comunidade, se não forem utilizados, conduzirão a custos mais elevados de cuidados para pessoas com doenças mentais a longo prazo e referiu que as doenças mentais não tratadas custam mais de 100 mil milhões de dólares por ano nos Estados Unidos. Sundram (2017) relatou que a falta de acompanhamento do tratamento de saúde mental levou a que os residentes com doença mental em transição sofressem descompensação psiquiátrica e subsequente readmissão em lares de adultos, hospitais psiquiátricos ou sem-abrigo. O relatório indicava que, com a transição dos residentes para uma habitação independente, é pertinente que apoios como os cuidados domiciliários e os serviços de coordenação de cuidados sejam implementados atempadamente. As questões relacionadas com a habitação, a adesão ao tratamento e os benefícios governamentais devem ser abordadas de forma exaustiva e eficiente para evitar stress excessivo para os beneficiários. Os residentes incapazes de lidar com estas situações stressantes foram posteriormente readmitidos em instituições psiquiátricas de longa duração, regressaram a lares de adultos ou tornaram-se sem-abrigo.

Ao comparar a literatura anterior com os resultados do presente estudo, é evidente que o tratamento das pessoas com deficiências psiquiátricas melhorou muito ao longo dos séculos e, especialmente, nas últimas quatro a cinco décadas. Graças a alguns notáveis defensores da justiça social que exigiram um melhor tratamento para esta população, os manicómios deram lugar a hospitais psiquiátricos financiados pelo Estado . A implementação de medicamentos psicotrópicos, na sua maior parte, negou o uso de lobotomias e de modalidades de tratamento físico mais torturantes. Os medicamentos psicotrópicos proporcionaram às pessoas com doenças mentais a oportunidade de serem tratadas em regime ambulatório. No entanto, era difícil encontrar alojamento adequado, o que levava à colocação em lares de adultos, lares de idosos, alojamento de apoio e, infelizmente, à descompensação e ao consumo de substâncias ilícitas, o que levava algumas pessoas a não terem casa ou a serem encarceradas. Os estudos actuais tentaram abordar a nova desinstitucionalização da transição desta população de contextos estritamente supervisionados, como lares de adultos e instalações de cuidados de enfermagem, para habitações de apoio na comunidade.

## Implicações para a prática profissional

A ideologia da desinstitucionalização de doentes mentais de ambientes mais restritivos para ambientes mais integrativos é admirável. Proporcionar aos seres humanos liberdade e independência é um direito básico. No entanto, com esta libertação recém-descoberta vem uma enorme responsabilidade para os prestadores de cuidados de saúde mental. Os prestadores de cuidados de saúde mental devem ter em conta a forma como a institucionalização e a falta de oportunidades de auto-advocacia podem afetar esta população. Poderá ser necessário dedicar algum tempo ao encorajamento e à motivação para participar na relação terapêutica. Os prestadores de cuidados de saúde mental também podem ajudar os utentes a determinar um sistema de apoio adequado, por exemplo, se a reunificação com familiares afastados será útil para a sua recuperação. Esta decisão é importante, uma vez que existe a possibilidade de uma nova traumatização ou de outras consequências negativas resultantes do reaparecimento de familiares.

A análise da literatura indica que os indivíduos com doenças mentais graves que transitam para a comunidade podem não ter os cuidados necessários para manter a estabilidade psiquiátrica e a consequente habitação permanente. Alguns dos factores subjacentes à falta de cuidados adequados incluem burocracias governamentais que redistribuem fundos para outros orçamentos e outras agências podem ter um impacto negativo na disponibilidade de serviços para esta população. Com a gestão dos cuidados e o controlo rigoroso dos resultados dos serviços, os prestadores de cuidados de saúde mental são forçados a passar menos tempo com os beneficiários do e a terminar os serviços mais rapidamente. Juntamente com a elevada rotação dos profissionais de cuidados diretos, os doentes mentais podem ter dificuldade em estabelecer uma relação com os prestadores de cuidados. Os prestadores de cuidados de saúde mental têm a responsabilidade de envidar todos os esforços razoáveis para envolver esta população no tratamento e colaborar com outras pessoas envolvidas nos cuidados da pessoa. O envolvimento no tratamento é uma questão complexa e, por vezes, pode estar para além do poder do prestador de cuidados, e como os indivíduos têm o direito de recusar o tratamento, fornecer-lhes informações adequadas para tomarem uma decisão informada é um papel importante para os prestadores de cuidados.

Ao prestar cuidados a uma população que esteve domiciliada num ambiente restritivo durante vários anos, alguns deles durante décadas, os prestadores de cuidados de saúde mental devem considerar abordagens terapêuticas que sejam individualizadas e centradas na pessoa. É possível que muitos destes indivíduos necessitem de competências de socialização muito básicas, bem como de assistência nas actividades da vida diária (ADLs), tais como educação sobre medicação, assistência nos transportes, higiene e apoios educativos e vocacionais. O prestador de cuidados de saúde mental deve estar ciente e preparado para fornecer uma ligação adequada aos serviços ou inscrevê-los em serviços de coordenação de cuidados baseados na comunidade, que podem fornecer referências e acompanhar o progresso nestas áreas, se tal estiver dentro do âmbito da sua prática. Nos contextos em que os assistentes sociais licenciados e os gestores de casos têm formação para ligar os beneficiários dos serviços aos apoios comunitários, são fundamentais para fornecer estas ligações para facilitar a socialização, as AVD, bem como os objectivos educativos e profissionais. Os assistentes sociais e gestores de casos que coordenam com psiquiatras, psicólogos, conselheiros de saúde mental, bem como provedores médicos na colaboração de cuidados são essenciais para que o destinatário tenha o plano de cuidados individualizado em vigor.

Como muitos dos indivíduos afectados foram muito provavelmente tratados em hospitais de internamento, bem como em lares de adultos e instalações de cuidados de enfermagem durante a maior parte da sua vida adulta, os prestadores de cuidados de saúde mental devem estar cientes da possibilidade de desamparo aprendido. Podem não ter tido a oportunidade de marcar e manter consultas, trabalhar em objectivos futuros e podem nem sequer estar motivados para formular objectivos. Pode haver ambivalência para trabalhar nos objectivos do plano de serviços, frustração com a deslocação para as consultas de tratamento, relutância em participar na socialização ou esquecimento de aderir a um regime de medicação prescrito. Os prestadores de cuidados de saúde mental devem exercer empatia e praticar técnicas centradas no cliente, como a Entrevista Motivacional, para ultrapassar a ambivalência e proporcionar motivação e encorajamento ao destinatário.

Alguns grupos raciais e culturais podem ter relutância em procurar tratamento de saúde mental, incluindo as populações afro-americana e asiática. É imperativo que os prestadores de cuidados de saúde mental sejam informados sobre as normas culturais da pessoa que está a receber os serviços e que explorem e abordem os seus próprios preconceitos para evitar que estes tenham impacto na relação terapêutica. O terapeuta deve ser aberto e honesto se houver aspectos da cultura com os quais não está familiarizado e sentir-se à vontade para permitir que a pessoa forneça informações sobre como gostaria de ser abordada. O prestador de cuidados de saúde mental tem a responsabilidade de proporcionar um espaço seguro para que a pessoa possa exprimir livremente os seus sentimentos e preocupações. Isto também se aplica aos destinatários cuja identidade sexual pode ser diferente da sua identidade à nascença.

## Recomendações para investigação futura

Em primeiro lugar, o estudo procurou identificar a relação custo-eficácia da transição de pessoas com doença mental de contextos de supervisão rigorosa para habitações mais integradas na comunidade. Como o processo de transição é um fenómeno relativamente novo, não foram encontrados estudos recentes que indiquem claramente o custo da prestação de cuidados num lar de adultos ou num centro de cuidados de saúde para pessoas com doença mental. Da mesma forma, embora um estudo indique como é que um estado adquiriu o dinheiro para os serviços baseados na comunidade, não indica se os fundos são comparáveis ao montante gasto em cuidados supervisionados nesse estado. Alguns estudos atribuem a falta de financiamento às burocracias governamentais. Um estudo realizado na Alemanha não indica qualquer diferença nos custos, mas admite que não existem dados específicos sobre os custos de alojamento. É de salientar que, como se trata de um estudo efectuado na Alemanha, esta conclusão pode não ser generalizável à estrutura de cuidados de saúde dos Estados Unidos. Outro estudo refere que

Apesar dos custos, os residentes não recebem os serviços necessários. É evidente que é necessária uma investigação mais significativa nesta área para determinar o impacto financeiro da desinstitucionalização.

Em seguida, a investigação é limitada no que diz respeito à motivação dos residentes com doença mental para a transição, uma vez que não há estudos que indiquem a realização de sondagens junto dos beneficiários dos serviços relativamente à sua preferência por habitação. A informação recolhida pelo revisor independente do Supremo Tribunal de Nova Iorque não fornece muitos pormenores sobre o facto de apenas 50% dos membros da turma terem manifestado interesse em fazer a transição. Estes são os únicos dados analisados devido à disponibilidade. A investigação futura deve examinar a razão pela qual os membros da turma optaram por permanecer no lar de adultos, bem como comparar a taxa de recusas com a de outros estados.

Em terceiro lugar, devido à limitação dos dados disponíveis relativamente ao número de partes interessadas associadas à desinstitucionalização, não é evidente se todas as partes beneficiam efetivamente do processo de transição. Embora alguns membros da turma do processo do Supremo Tribunal de Nova Iorque tenham manifestado satisfação com a transição para os seus próprios apartamentos, outros não conseguiram manter uma habitação permanente. Alguns artigos indicam a existência de lacunas nos serviços e a falta de recursos comunitários adequados, o que resulta em custos financeiros potencialmente mais elevados, indicando que não há vencedores. Com exceção dos mais de 400 membros da turma referidos no relatório do revisor independente, nenhum artigo indica claramente que alguma das partes interessadas beneficiou desta iniciativa. Estudos futuros podem considerar a medição dos benefícios para os interessados em objectivos mais modestos, em vez de realizações a longo prazo. Mais uma vez, o processo de desinstitucionalização está a dar os primeiros passos e deve ser efectuada investigação futura quando houver mais informação disponível, para determinar os beneficiários desta iniciativa.

## Conclusões

A vida, a liberdade e a busca da felicidade é uma frase bem conhecida, extraída da Declaração de Independência dos Estados Unidos. A maioria dos americanos concordará que toda a gente merece usufruir destes três atributos. No entanto, a história do tratamento de pessoas diagnosticadas com uma doença mental grave demonstra que este não tem sido o caso para estes indivíduos. Ainda bem que percorremos um longo caminho desde esses tempos bárbaros, no entanto, ainda precisamos de fazer alguns progressos. O estigma, a falta de educação e as escolhas limitadas continuam a prevalecer no domínio da saúde mental atualmente. As emoções, as relações, a cognição e a estabilidade mental de uma pessoa são importantes para o bem-estar geral e a felicidade.

O processo de ação colectiva Olmstead v. L.C. em nome das pessoas com deficiência foi decidido em 1999 pelo Supremo Tribunal dos Estados Unidos para que esta população fosse colocada no ambiente mais integrado e, no entanto, o processo de transição ainda está a dar os primeiros passos. Esta população pode ter vida, mas a qualidade de vida pode ser um problema. Não têm muitas das liberdades que muitos de nós, sem uma perturbação de saúde mental, temos e podem ter relutância em procurar a felicidade por medo de ficarem aquém das expectativas. Dar-lhes a possibilidade de optarem por um estilo de vida convencional e de perseguirem objectivos sociais, se tiverem capacidade mental para tal, é a atitude correta a tomar. Os americanos defendem constitucionalmente a crença de que todos os indivíduos devem ser tratados de forma equitativa e justa. Tenho esperança de que muitos mais estudos se centrem na desinstitucionalização de pessoas com doenças mentais na comunidade e que o seu progresso seja acompanhado para determinar se esta população pode efetivamente ter uma melhor qualidade de vida como resultado da transição para um ambiente mais integrado.

# REFERÊNCIAS


Associação Americana de Psiquiatria (2000). *Manual de diagnóstico e estatística das perturbações mentais* (4ª ed., Revisão de Texto). Washington, DC: Autor.

Associação Americana de Psiquiatria. (2013). *Manual de diagnóstico e estatística das perturbações mentais* (5ª ed.). Arlington, VA: American Psychiatric Publishing.

Angelo, F. N., McDonell, M. G., Lewin, M. R., Srebnik, D., Lowe, J., Roll, J., & Ries, R. (2013). Preditores de resultados de tratamento de abuso de estimulantes em pacientes ambulatoriais com doenças mentais graves. *Dependência de drogas e álcool, 131*(1-2), 162-165.

Barczyk, A. N. (2015). Relação entre a crença do público na recuperação, o nível de estigma da doença mental e o contacto anterior. *Jornal de Saúde Mental Comunitária, 51*, 38-47.

Baruch, R.L., & Annunziato, R.A (2017). Resultados do tratamento combinado: Avaliando o tratamento dividido versus integrado para depressão. *Psicologia Profissional: Pesquisa e Prática 48*(5), 361-368.

Bazar, J. L. (2015). O presépio de Utica: Biografia de um objeto bárbaro desconhecido. *História da Psicologia, 18*(2), 132-145.

Bee, P., Berzins, K., Calam, R., Pryjmachuk, S. & Abel, K.M. (2013). Definição de qualidade de vida em filhos de pais com doença mental grave: Um modelo preliminar liderado pelas partes interessadas. *Public Library of Science One, 8* (9) e73739.

Bierie, D. M., & Mann, R. E. (2017). A história e o futuro da psicologia prisional. *Psicologia, Políticas Públicas e Direito, 23*(4), 478-489.

Boehlen, F. H., Herzog, W., Schellberg, D., Maatouk, I., Saum, K., Brenner, H., & Wild, B. (2017). Recursos de enfrentamento autopercebidos de adultos de meia-idade e idosos - Resultados de um grande estudo de base populacional. *Envelhecimento e Saúde Mental, 21*(12), 1303-

1309.

Bogenschutz, M. D., Hewitt, A., Nord, D., & Hepperlen, R. (2014). Força de trabalho de apoio direto a indivíduos com IDD: salários actuais, benefícios e estabilidade. *Intellectual and Developmental Disabilities, 52*(5), 317-29.

Braslow, J. T., & Starks, S. L. (2005). The making of contemporary American psychiatry, part 2: Therapeutics and gender before and after World War II. *História da Psicologia*, *8*(3), 271288.

Briggs, H. E., Banks, L., & Briggs, A. C. (2014). Aumentar o conhecimento e o uso de serviços de saúde mental entre os afro-americanos por meio de práticas baseadas em evidências e abordagens de práticas de engajamento de vetores de injeção cultural. *Melhores Práticas em Saúde Mental, 10*(2), 1-14.

Brown, J.B. (1996). Departamento de Saúde e Serviços Humanos - Gabinete do Inspetor-Geral: Serviços de saúde mental em instalações de cuidados de saúde. Retirado de: *https://oig.hhs.gov/oei/reports/oei-02-91-00860.pdf*

Buckley, P. J. (2014). Experimentando a loucura. *American Journal of Psychotherapy*, *68*(3), 273-276.

Busch, L. Y., Possel, P., & Valentine, J. C. (2017). Meta-análises de reatividade cardiovascular à ruminação: Um possível mecanismo que liga a depressão e a hostilidade às doenças cardiovasculares. *Psychological Bulletin*, *143*(12), 1378-1394.

Caplan, S., Little, T.V. & Garces-King, J. (2016). "Estigma sobre doença mental entre prestadores de cuidados de saúde multidisciplinares na República Dominicana". *Perspectivas Internacionais em Psicologia: Investigação, Prática, Consulta, 5*(3), 192-206.

Casey, J., Csiernik, R., Knezevic, D., & Ebear, J. (2017). O impacto da intervenção assistida por animais no pessoal de um centro de cuidados residenciais para idosos. *Revista Internacional de Saúde Mental e Dependência*, doi:10.1007/s11469-017-9849-5.

Chong, W. H., & Kua, S. M. (2017). Crenças de autoeficácia parental em pais de crianças com autismo: Perspectivas de Singapura. *American Journal of Orthopsychiatry*, *87*(3), 365375.

Clark, G. I., Hanstock, T. L., & Clark, L. H. (2017). Tratamento psicológico de transtornos de ansiedade concomitantes na prática clínica: Um estudo de vinheta. *Psicólogo australiano*, *52*(6), 480-490.

Collins, B. M., & Stam, H. J. (2015). A lobotomia transorbital de Freeman como uma anomalia: um exame da cultura material de instrumentos cirúrgicos e espaços operatórios. *História da Psicologia*, *18* (2), 119-131.

DaSilva, M. (2016). Um modelo de rounding com pacientes num hospital psiquiátrico. *Perspectivas em Cuidados Psiquiátricos*, doi:10.1111/ppc.12182.

DeViva, J. C., Sheerin, C. M., Southwick, S. M., Roy, A. M., Pietrzak, R. H., & Harpaz-Rotem, I. (2016). *Trauma psicológico: Teoria, Pesquisa, Prática e Política, 8* (3), 310-318.

Doyle, L., Brady, A., & Byrne, G. (2016). Uma visão geral da investigação de métodos mistos- Revisitada. *Jornal de Investigação em Enfermagem*, *21* (8), 623-635.

Duff, J., Rubenstein, C., & Prilleltensky, I. (2016). Bem-estar e justiça: Dois valores fundamentais para a psicologia humanista. *The Humanistic Psychologist*, *44*(2), 127-141.

East, P., Lozoff, B., Blanco, E., Delker, E., Delva, J., Encina, P., & Gahagan, S. (2017). Deficiência de ferro infantil, afeto infantil e falta de resposta materna: Testando os efeitos a longo prazo do isolamento funcional. *Psicologia do Desenvolvimento*, *53*(12), 2233-2244.

Eklund, M., Tjornstrand, C., Sandlund, M., & Argentzell, E. (2017). Eficácia do Balancing Everyday Life (BEL) versus terapia ocupacional padrão para engajamento e funcionamento de atividades entre pessoas com doença mental - um estudo RCT de cluster. *BMC Psychiatry*, *17,* doi: 10.1186/s12888-017-1524-7

Epley, N., & Schroeder, J. (2014). Buscando erroneamente a solidão. *Journal of Experimental Psychology: Geral*, *143*(5), 1980-1999.

Fabregues, S., & Molina-Azonn, J. F. (2017). Abordagem da qualidade na investigação de métodos mistos: Uma revisão e recomendações para uma agenda futura. *Quality & Quantity: International Journal of Methodology*, *51*(6), 2847-2863.

Farreras, I. G. (2014). Clara Harrison Town e as origens da primeira lei de compromisso institucional para os "débeis mentais": Psicólogos como especialistas em diagnóstico. *História da Psicologia*, *17*(4), 271-281.

Finkel, E. J., Cheung, E. O., Emery, L. F., Carswell, K. L., & Larson, G. M. (2015). O modelo de sufocação: Por que o casamento na América está se tornando uma instituição de tudo ou nada. *Direcções actuais em ciências psicológicas*, *24*(3), 238-244.

Geyman, J. P. (2014). Desafios para o futuro da psiquiatria: Paralelos com os cuidados primários. *Anais de Psiquiatria, 44*(1), 61-64.

Gonzales, L., Chan, G., & Yanos, P. T. (2017). Preditores individuais e de vizinhança do estigma da doença mental no estado de Nova York. *Estigma e Saúde*, *2*(3), 175-181.

Grabowski, D.C., Aschbrenner, K.A., Rome, V.F., & Bartels, S.J. (2010). Qualidade dos cuidados de saúde mental para residentes em lares de idosos: A literature review. *Medical Care Research and Review*, *67*(6), 627-656.

Greaves, A. E., Camic, P. M., Maltby, M., Richardson, K., & Myllari, L. (2012). Um estudo de design de caso único múltiplo de fantoches terapêuticos em grupo com pessoas com doença mental grave. *Artes em Psicoterapia*, *39*(4), 251-261.

Grob, G. N. (2016). Política comunitária de saúde mental na América: Lessons learned. *Jornal de Israel de Psiquiatria e Ciências Afins, 53* (1), 6-13.

Gumber, S., & Stein, C. H. (2013). Perspectivas dos consumidores e movimentos de reforma da saúde mental em os Estados Unidos: 30 years of first-person accounts. *Psychiatric Rehabilitation Journal, 36*(3), 187-194.

Heisler, M., Wagner, T. H., & Piette, J. D. (2005). Estratégias dos doentes para fazer face aos elevados custos dos medicamentos sujeitos a receita médica: Quem está a reduzir as necessidades, a aumentar a dívida ou a subutilizar os medicamentos? *Journal of Behavioral Medicine, 28*(1), 43-51.

Holman, D. (2015). Explorar a relação entre a classe social, o estigma da doença mental e a literacia em saúde mental utilizando dados de inquéritos nacionais britânicos. *Health: An Interdisciplinary Journal for the Social Study of Heath, Illness and Medicine, 19*, 413-429.

Houben, M., Van Den Noortgate, W., & Kuppens, P. (2015). A relação entre a dinâmica da emoção de curto prazo e o bem-estar psicológico: A meta-analysis. *Psychological Bulletin, 141*(4), 901-930.

Iams, H. M., & Tamborini, C. R. (2012). Implicações da mudança da história conjugal na elegibilidade das mulheres para benefícios de esposa e viúva da segurança social, 1990-2009. *Boletim da Segurança Social, 72*, 23-36.

Jenkinson, J., & Howard, R. (2016). Prestação de serviços especializados de cuidados continuados para adultos mais velhos em todo o Reino Unido. *International Psychogeriatrics, 28*(6), 959-966. doi: 10.1017/S1041610215002367.

Johnson-Kwochka, A., Bond, G. R., Becker, D. R., Drake, R. E., & Greene, M. A. (2017). Prevalência e qualidade da colocação e apoio individual (IPS) apoiaram o emprego nos Estados Unidos. *Administração e Política em Saúde Mental e Pesquisa em Serviços de*

*Saúde Mental, 44* (3), 311-319.

Jordow, R. L. (2014). Casas médicas centradas no paciente: Apresentando um papel para a enfermeira de saúde mental de prática avançada. *Jornal de Enfermagem Psicossocial e Serviços de Saúde Mental, 52*(3), 2632.

Kirkus Reviews, (2015) [Resenha do livro *Journey to one: A woman's story of emotional healing and spiritual awakening, de K. Bowman]. Kirkus Reviews, 83*(1), 353.

Kandelman, N., Mazars, T., & Levy, A. (2017). Fatores de risco para burnout entre cuidadores que trabalham em lares de idosos. *Jornal de Enfermagem Clínica,* doi:10.1111/jocn.13891

Karni-Vizer, N., & Salzer, M. S. (2016). Experiências de violência verbal de adultos com doenças mentais graves. *Psychiatric Rehabilitation Journal, 39*(4), 299-304.

Keyes, C., & Simões, E. (2012). To flourish or not: Positive mental health and all-cause mortality (Saúde mental positiva e mortalidade por todas as causas). *Jornal Americano de Saúde Pública, 102*, 2164-2172.

Kim, T. W., Jeong, J. H., Kim, Y. H., Kim, Y., Seo, H. J., & Hong, S. C. (2015). Acompanhamento de quinze meses de um programa de tratamento comunitário assertivo para pacientes crônicos com doença mental. *BMC Health Services Research, 15*, 388-395.

Kinsella, E.A. (2006). Hermenêutica e hermenêutica crítica: Explorando possibilidades dentro da arte da interpretação. *Forum Qualitative Social Research, 7*(3), Art. 19.

Koehler, M. (1995). Revisão de Cruel compassion: Psychiatric control of society's unwanted. *Psychosocial Rehabilitation Journal, 18*(3), 148-149.

Konerding, U., Bowen, T., Forte, P., Karampli, E., Malmstrom, T., Pavi, E., . .Graessel, E. (2018). Investigando a carga de cuidadores informais na Inglaterra, Finlândia e Grécia: uma análise com a forma curta da Burden Scale for Family Caregivers (BSFC-s). *Envelhecimento e*

*Saúde Mental*, *22*(2), 280-287.

Knapp, M., Beecham J., Hallam A. & Fenyo, A. (1993). The costs of community care for former long-stay psychiatric hospital residents. *Health and Social Care*, *1*, 193 -201.

Krumm S., Becker, T., & Wiegand-Grefe, S. (2013). Serviços de saúde mental para pais afectados por doença mental. *Current Opinion in Psychiatry, 26*(4), 362-368.

Lahey, B. B., Krueger, R. F., Rathouz, P. J., Waldman, I. D., & Zald, D. H. (2017). Uma taxonomia causal hierárquica da psicopatologia ao longo da vida. *Boletim Psicológico*, *143*(2), 142-186.

Larkings, J. S., Brown, P. M., & Scholz, B. (2017). "Porque é que eu sou assim?" Os consumidores discutem as suas crenças causais e o estigma. *Revista Internacional de Saúde Mental*, *46*(3), 206-226.

Lawson, M. A. (2016). A natureza curativa da comunhão: A psicanálise escocesa, R.D. Laing e as comunidades terapêuticas. *Revista de Psicologia Teórica e Filosófica*, *36*(1), 20-28.

Lebowitz, M. S., & Ahn, W. (2017). O teste positivo para uma predisposição genética para a depressão aumenta a memória retrospetiva dos sintomas depressivos. *Journal of Consulting and Clinical Psychology*, *85*(11), 1052-1063.

Levy, B., Celen-Demirtas, S., Surguladze, T., & Sweeney, K. K. (2014). Estigma e discriminação: Uma etiologia sociocultural da doença mental. *The Humanistic Psychologist*, *42*(2), 199-214.

Lin J., Wong B., Offord S., & Mirski, D. (2013). Reduções de custos de saúde associadas ao uso de formulações LAI de medicamentos antipsicóticos entre pacientes com esquizofrenia. *Jornal de Serviços e Pesquisa em Saúde Comportamental*, *40*, 355-366

Link, B. G., Wells, J., Phelan, J. C., & Yang, L. (2015). Compreendendo a importância do 'estigma da interação simbólica': como as expectativas sobre as reações dos outros aumentam o peso do estigma da doença mental. *Psychiatric Rehabilitation Journal*, *38*(2), 117-124.

Long, H., & Rodgers, C. R. (2017). Re-conceituar a pesquisa de métodos mistos: Introduzindo um novo quadro concetual. *Qualidade e quantidade: Revista Internacional de Metodologia, 51* (6), 2813-2829.

Martone, K. (2014). O impacto da política de habitação falhada no sistema público de saúde comportamental. *Psychiatric Services*, *65*(3), 313-314.

Maslow, A. H. (1943). A Theory of Human Motivation. *Psychological Review, 50(4)*, 370-96.

Masters, K. J. (2017). Restrição física: Uma revisão histórica e a prática atual. *Anais de Psiquiatria, 47*(1), 52-55.

Mathews, M. (2016). A experiência de aconselhamento entre uma população idosa de Singapura: A qualitative account of what clients report as beneficial. *Journal of Cross-Cultural Gerontology*, *31*(3), 277-291.

Mereish, E. H., & Poteat, V. P. (2015). Um modelo relacional de saúde mental e física de minorias sexuais: Os efeitos negativos da vergonha nos relacionamentos, na solidão e na saúde. *Journal of Counseling Psychology*, *62*(3), 425-437.

Mitchell, M., Lavenberg, J., Trotta, R., & Umscheid, C. (2014). Ronda horária para melhorar a capacidade de resposta da enfermagem: A systematic review. *Journal of Nursing Administration, 44*(9), 462-472.

Montgomery, A. E., Cusack, M. C., & Gabrielian, S. (2017). Apoiando as transições de veteranos de

habitação de apoio permanente. *Psychiatric Rehabilitation Journal*, *40*(4), 371-379.

Moore, T. V. (1907). Revisão de Studien uber die experimentelle Beeinflussung des

Vorstellungsverlaufs. *Psychological Bulletin*, *4*(4), 113-114.

Murphy, R., McGuinness, D., Bainbridge, E., Brosnan, L., Felzmann, H., Keys, M., . . . Higgins, A. (2017). Experiências dos utilizadores de serviços de internamento hospitalar involuntário ao abrigo da Lei de Saúde Mental de 2001 na República da Irlanda. *Psychiatric Services*, *68*(11), 1127-1135.

Nath, S. B., Wong, Y. I., Marcus, S. C., & Solomon, P. (2012). Preditores da utilização de serviços de saúde entre pessoas com deficiências psiquiátricas envolvidas em habitação independente apoiada. *Psychiatric Rehabilitation Journal*, *35*(4), 315-323.

Gabinete do Estado de Nova Iorque para o Envelhecimento [NYSOFA] (2017). Livable New York Resource Manual.

Obtido *em: https://aging.ny.gov/LivableNY/ResourceManual/Housing/III1r.pdf*

Nilsson, S., Gustafsson, L., & Jenholt Nolbris, M. (2015). Experiências de apoio na infância de jovens adultos quando vivem com um pai com uma doença mental. *Journal of Child Health Care*, *1P* (4), 444-453.

O'Donohue, W., Snipes, C., & Maragakis, A. (2014). Aumentar a produtividade do psicólogo clínico: A negliglected Archimedean pivot? *Professional Psychology: Research and Practice*, *45*(5), 357-367.

Oelke, N. D., Schill, K., Szostak, C., Brown, B., Caxaj, S., Ardiles, P., & Larson, J. (2016). Apoiar as necessidades de saúde mental de adultos com 50 anos ou mais: A importância dos serviços integrados de apoio à comunidade. *Revista Internacional de Cuidados Integrados (IJIC)*, *16*(6), 1-2.

Gabinete de Saúde Mental [OMH]. (2018). Definições de tipo de programa licenciado. Recuperado de:

*https://www.omh.ny.gov/omhweb/licensing/definitions.htm*

Gabinete de Saúde Mental [OMH]. (2017). Diretrizes de alojamento apoiado. Recuperado de: *https://www.omh.ny.gov/omhweb/adults/supportedhousing/supportedhousingguidelines.htm l*

Gabinete de Assistência Temporária e à Deficiência [OTDA]. (2017). Nível de prestações SSI e SSP. Obtido *em: https://otda.ny.gov/programs/ssp/2017-Maximum-Monthfy-Benefit-Amounts.pdf*

Perry, T. E., Wintermute, T., Carney, B. C., Leach, D. E., Sanford, C., & Quist, L. (2015). Habitação sénior numa encruzilhada: Um estudo de caso de uma parceria universidade/comunidade em Detroit, Michigan. *Traumatologia, 21*(3), 244-250.

Phelps, R., Bray, J. H., & Kearney, L. K. (2017). Um quarto de século de prática psicológica em saúde mental e cuidados de saúde: 1990-2016. *American Psychologist, 72*(8), 822-836.

Pickett-Schenk, S. A. (2003). Educação e apoio à família: Só para mulheres? *Psychiatric Rehabilitation Journal, 27*(2), 131-139.

Plum, K. C. (1987). Avançando com a desinstitucionalização: Lições de uma análise de política ética. *American Journal of Orthopsychiatry, 57*(4), 508-514.

Pratt, C. W., Gill, K. J., Barrett, N. M., & Roberts, M. M. (2014). *Reabilitação psiquiátrica.* San Diego, CA: Academic Press

Predmore, Z.S., Mattke S., & Horvitz-Lennon, M. (2015). Melhorar a adesão aos antipsicóticos entre pacientes com esquizofrenia: economia para os estados. *Psychiatric Service, 66*, 343-345.

Price, J. H., Khubchandani, J., Price, J. A., Whaley, C., & Bowman, S. (2016). Reduzir a mortalidade prematura em doentes mentais através de programas de promoção da saúde.

*Health Promotion Practice, 17*(5), 617-622.

Prilleltensky, I., Dietz, S., Prilleltensky, O., Myers, N. D., Rubenstein, C. L., Jin, Y., & McMahon, (2015). Avaliação do bem-estar multidimensional: Desenvolvimento e validação da Escala I COPPE. *Jornal de Psicologia Comunitária, 43*(2), 199-226.

Quinn, J. F., & Cahill, K. E. (2016). O novo mundo da segurança do rendimento da reforma na América. *American Psychologist, 71* (4), 321-333.

Rosas- Santiago, F. J., Marvan, M. L., & Lagunes- Cordoba, R. (2017). Adaptação de uma escala para medir estratégias de coping em cuidadores primários informais de pacientes psiquiátricos. *Revista de Enfermagem Psiquiátrica e de Saúde Mental,* doi:10.1111/jpm.12403

Rotenberg, M., Tuck, A., & McKenzie, K. (2017). Estressores psicossociais que contribuem para a utilização de serviços psiquiátricos de emergência em uma amostra de clientes etnoculturalmente diversos com psicose em Toronto. *BMC Psychiatry, 17,* doi: 10.1186 / s12888-017-1487-8

Rowe, M., & Davidson, L. (2016). Recuperação da cidadania. *The Israel Journal of Psychiatry and Related Sciences, 53*(1), 14-21.

Rudolph, K. D., Davis, M. M., & Monti, J. D. (2017). Interação cognição-emoção como um preditor de sintomas depressivos na adolescência. *Psicologia do Desenvolvimento, 53*(12), 2377-2383.

Salem, L., Crocker, A. G., Charette, Y., Seto, M. C., Nicholls, T. L., & Cote, G. (2015). Habitação de apoio e resultados de pacientes forenses. *Law and Human Behavior, 39*(3), 311-320.

Sallon, S., Katz-Eisner, D., Yaffe, H., & Bdolah-Abram, T. (2017). Cuidando dos cuidadores: Resultados de uma intervenção alargada de cinco componentes de redução do stress para o pessoal hospitalar. *Behavioral Medicine*, *43*(1), 47-60.

Schoonenboom, J., & Johnson, R. B. (2017). Como construir um projeto de investigação de métodos mistos. *Kolner Zeitschrift Fur Soziologie Und Sozialpsychologie*, *69* (2), 107-131.

Scocco, P., & Nassuato, M. (2017). O papel das relações sociais entre idosos residentes na comunidade e em lares de idosos: Findings from a quality of life study. *Psicogeriatria*, *17*(4), 231-237.

Scott, R. (2015). Nenhum dever devido aos familiares de uma vítima de uma pessoa com doença mental. *Australasian Psychiatry*, *23*(4), 418-421.

Seekins, T., Ravesloot, C., Katz, M., Liston, B., Oxford, M., Altom, B., . . Kafka, B. (2011). Emancipação dos lares de idosos: A preliminary study of efforts by centers for independent living in urban and rural areas. *Revista Deficiência e Saúde*, *4*(4), 245-253.

Semino, L., Marksteiner, J., Brauchle, G., & Danay, E. (2017). Redes de depressão e cognição em pacientes psiquiátricos idosos. *Geropsych: O Jornal de Gerontopsicologia e Psiquiatria Geriátrica*, *30*(3), 89-96.

Sendt K.V., Tracy, D.K., & Bhattacharyya, S. (2015). Uma revisão sistemática dos fatores que influenciam a adesão à medicação antipsicótica em transtornos do espetro da esquizofrenia. *Psychiatry Research, 225*, 14-30.

Administração da Segurança Social. (2017). Instantâneo estatístico mensal de setembro de 2017. Recuperado de: *https://www.ssa.gov/policy/docs/quickfacts/stat_snapshot*

Stanhope, V. (2013). Case management in mental health in the United States. *Oxford Bibliographies Online,* doi: 10.1093/OBO/9780195389678-0096

Estipulação e Ordem de Acordo. (2014). Estados Unidos da América v. Estado de Nova Iorque. *Ação civil n.º 13-CV-4165. (NGG).*

Suhonen, R., Papastavrou, E., Efstathoiu, G., Tsangari, H., Jarosova, D., Leino-Kilpi, H., & Merkouris, A. (2012). Satisfação do paciente como resultado de cuidados de enfermagem individualizados. *Scandinavian Journal of Caring Sciences, 26*(2), 372-380.

Sundram, C. (2017). Terceiro relatório anual. *Relatório apresentado ao juiz Garafus.*

Sundram, C. J., Zucker, C., Goldberger, M.J. & Lee. N. (2015). Relatório trimestral do lar independente para adultos 6. *Relatório apresentado ao Juiz Garafus.*

Rede de Habitação de Apoio de Nova Iorque [SHNNY]. (2018). O que é habitação de apoio? Recuperado de: *https://*shnny.org/learn-more/what-is-supportive-housing/

Swartz, S. (2010). A regulamentação dos manicómios coloniais britânicos e as origens da psiquiatria colonial, 1860-1864. *História da Psicologia, 13*(2), 160-177.

Szmukler, G., & Kelly, B. D. (2016). We should replace conventional mental health law with capacity-based law. *The British Journal of Psychiatry, 209*(6), 449-453.

Tang, J. Y., Li, C., Rodgers, R. F., & Ballou, M. (2016). Diferenças étnicas na eficácia da terapia cognitivo-comportamental combinada com medicamentos: Comparando pacientes psiquiátricos asiático-americanos e brancos. *Asian Journal of Psychiatry, 24,* 46-50.

Tillman, J. G. (2007). Revisão de Madhouse and the lobotomist. *Psicologia Psicanalítica, 24*(1), 187-191.

Tripken, J. L., Elrod, C., & Bills, S. (2018). Fatores que influenciam o planejamento antecipado de cuidados entre adultos mais velhos em duas comunidades de vida socioeconomicamente diversas. *American Journal of Hospice & Palliative Medicine, 35*(1), 69-74.

Valdes-Stauber, J., & Kilian, R. (2015). O nível de institucionalização encontrado nos serviços de alojamento psiquiátrico está associado à gravidade da doença e ao comprometimento funcional dos pacientes? Uma análise dos registos dos pacientes. *BMC Psychiatry, 15.*

Obtido em: *http://proxy1. calsouthern. edu/login?url=https://search-proquest-com.proxy1.calsouthern.edu/docview/1780035386?accountid=35183*

Waynor, W. R., Gill, K. J., & Gao, N. (2016). O papel da auto-eficácia relacionada com o trabalho no emprego apoiado para pessoas que vivem com doenças mentais graves. *Psychiatric Rehabilitation Journal, 39,* 62-67.

Waynor, W. R., Gill, K. J., Reinhardt-Wood, D., Nanni, G. S., & Gao, N. (2018). O papel do nível de escolaridade no emprego apoiado. *Boletim de Aconselhamento de Reabilitação, 61* (2), 121-127.

Winston, C. N. (2016). Uma teoria existencial-humanista-positiva da motivação humana. *The Humanistic Psychologist, 44*(2), 142-163.

Wissman, L. (2017). Diretrizes do nível de pobreza federal de 2017. Recuperado de: *https://www.peoplekeep.com/blog/2017-federal-poverty-level-guidelines.*

Wolff, N., Epperson, M., Shi, J., Huening, J., Schumann, B. E., & Sullivan, I. R. (2014). Cargas de trabalho de liberdade condicional especializadas em saúde mental: São eficazes? *Revista Internacional de Direito e Psiquiatria, 37*(5), 464-472.

Wolff, T. (2014). Prática da psicologia comunitária: Expandindo o impacto do trabalho da psicologia. *American Psychologist, 69*(8), 803-813.

Woolf, S. H., Aron, L., Dubay, L., Simon, S., Zimmerman, E., & Luk, K. X. (2015). *Como é que o rendimento e a riqueza estão ligados à saúde e à longevidade? Iniciativa Rendimento e Saúde: Brief 1.* Washington, DC: Instituto Urbano, Centro de Sociedade e Saúde.

Wong, E. C., Collins, R. L., Cerully, J. L., Yu, J. W., & Seelam, R. (2017a). Efeitos dos programas de redução do estigma da doença mental baseados em contacto: Idade, género e diferenças entre asiáticos, latinos e brancos americanos. *Psiquiatria Social e Epidemiologia*

*Psiquiátrica, 52*, 1-10.

Wong, H. H., Yong, Y. H., Shahwan, S., Cetty, L., Vaingankar, J., Hon, C., . . Subramaniam, M. (2017b). Gestão de casos no programa de intervenção precoce em psicose: Perspetivas de clientes e cuidadores. *Intervenção Precoce em Psiquiatria*, doi:10.1111/eip.12534

Yanos, P. T., Stefancic, A., & Tsemberis, S. (2012). Objective community integration of mental health consumers living in supported housing and of others in the community. *Psychiatric Services*, *63*(5), 438-444.

Yoon, J., Bruckner, T.A, & Brown, T. T. (2013). A associação entre as caraterísticas do cliente e a recuperação nos programas abrangentes de saúde mental da comunidade da Califórnia. *Jornal Americano de Saúde Pública, 103*(10), E89-E95.

Ystrom, H., Nilsen, W., Hysing, M., Sivertsen, B., & Ystrom, E. (2017). Problemas de sono em crianças em idade pré-escolar e sintomas depressivos maternos: Uma avaliação dos efeitos maternos e infantis. *Psicologia do Desenvolvimento*, *53*(12), 2261-2272.

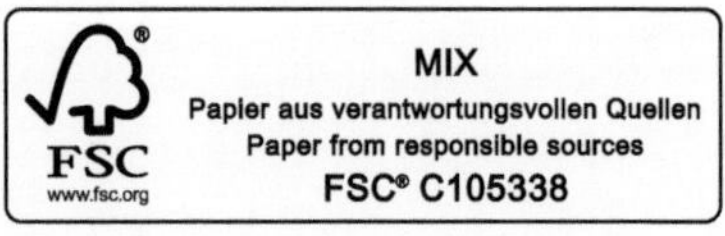


Printed by Books on Demand GmbH, Norderstedt / Germany